口腔颌面锥形束CT
临床应用图谱

主　编：钱　军　毋育伟　王亚杰

副主编：李　蓬　李德利　侯晓玫　王冬梅　舒　广

编　者（按姓氏笔画排序）：

于　森　王冬梅　王亚杰　毋育伟　孙　宇

孙　赫　杜仁杰　李　蓬　李维婷　李德利

何艾静　张康平　岳　奇　郑亚峰　胡洪成

侯晓玫　姜　丹　钱　军　舒　广　谢天伊

谢圣圣　戴帆帆

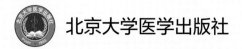

北京大学医学出版社

KOUQIANG HEMIAN ZHUIXINGSHU CT LINCHUANG YINGYONG TUPU

图书在版编目（CIP）数据

口腔颌面锥形束CT临床应用图谱/钱军，毋育伟，王亚杰主编.—北京：北京大学医学出版社，2024.6

ISBN 978-7-5659-3101-7

Ⅰ．①口… Ⅱ．①钱… ②毋… ③王… Ⅲ．①口腔颌面部疾病—计算机X线扫描体层摄影—图谱 Ⅳ．①R816.98-64

中国国家版本馆CIP数据核字（2024）第046582号

口腔颌面锥形束CT临床应用图谱

主　　编：钱　军　毋育伟　王亚杰
出版发行：北京大学医学出版社
地　　址：（100191）北京市海淀区学院路38号　北京大学医学部院内
电　　话：发行部 010-82802230；图书邮购 010-82802495
网　　址：http://www.pumpress.com.cn
E - m a i l：booksale@bjmu.edu.cn
印　　刷：北京信彩瑞禾印刷厂
经　　销：新华书店
责任编辑：董采萱　责任校对：靳新强　责任印制：李　啸
开　　本：787 mm×1092 mm　1/16　印张：10.5　字数：266千字
版　　次：2024年6月第1版　2024年6月第1次印刷
书　　号：ISBN 978-7-5659-3101-7
定　　价：118.00元

前　言

这不是一本关于锥形束CT（CBCT）的教科书。

本书适合作为医疗机构第一次购置CBCT后，供医、护、技人员阅读的CBCT"科普类"图书。在没有设置医学影像科的医疗机构是没有出"读片报告"这一环节的，"读片子"都得靠医生本人来完成。而且，临床医生也愿意学会自己看片子，愿意自己掌握这一本领。

本书正是基于这一理念而编写的。第一至四章涉及CBCT原理，是想让读者在知其然时也知其所以然。虽然原理部分都很枯燥，但我们已尽量用普通人能理解的语言进行阐述说明。从第五章开始就充分体现了本书的特点：完全从临床病例入手，手把手教会第一次接触CBCT影像的临床医生，该如何去寻找病变的部位，如何截取包含疾病特有影像的断面，看到自己想要看到的东西，从而做出正确的临床诊断。换句话说就是，当初次接触CBCT影像的临床医生遇到某一病例时，只需要按本书的目录找到疾病相应的页码，翻到那页，按书中图示截取CBCT影像，即可获得想要得到的诊断线索。这就是本书编者所希望达到的目的。

因为本书所有病例均来自临床真实患者，是按照"循证—临床实践—观察—总结"得出来的，所以本书将随着病例的积累逐步更新。也期待更多看到本书的临床医生把自己的优秀病例发给我们（CBCTcasereport2019@163.com），以便本书再版时内容更加丰富。

本书的另一大亮点就是在第九章中涉及了目前比较前沿的研究内容，包括CBCT与种植导板，以及CBCT与3D打印种植牙。

本书在病例展示之后给出了简短的"临床诊疗思路及讨论"，提纲挈领地把一些临床中有可能忽视或混淆的知识再陈述一遍，以便让大家对病例及概念有更清晰的认识。在每类病例的最后列出了一些参考文献，考虑到很多基层医生读英文文献的苦恼，其中引用了一些中文文献，以供大家查阅和再次学习。欢迎大家引用本书中的病例，引用时请注明出处。

关于是否给每位患者术前常规拍摄 CBCT 的问题，我们的观点一直是以患者利益最大化为原则。只要是对患者的疾病诊断有利、对患者的治疗有利，同时患者的全身健康状况又允许拍摄，我们就支持拍摄 CBCT。

由于编者水平有限，书中一定存在很多不足之处，恳请同行指出，使我们能更好、更快地向着更正确的方向进步！

编者

目　录

第一章

口腔临床常用 X 线影像技术

X 线影像检查是口腔临床中应用最广泛、最普及的检查手段。按照成像技术不同，可分为二维 X 线成像技术和三维 X 线成像技术。其中，二维 X 线成像技术包括口内摄影技术、头影测量摄影技术和曲面体层摄影技术，三维 X 线成像技术包括计算机体层成像（computed tomography，CT）技术和锥形束计算机体层成像（cone-beam computed tomography，CBCT）技术。本章将分别对这两类成像技术的技术原理、临床应用及存在问题进行分析和对比。

第一节 二维 X 线成像技术

一、口内摄影技术

口内摄影技术基于二维 X 线成像技术，用于与数字传感器、成像板或胶片配合获得患者颌面部成像区域的二维图像。

牙科 X 线机（也称口内牙片机）基于口内摄影技术，因拍摄时影像接收器置于口腔内部而得名。口内牙片机的技术原理是利用置于机架上的 X 线发生器发射射线（图 1.1.1），将用于接收 X 线并成像的数字化影像接收器或胶片固定于患者口内，其接收的二维投影数据即为口内摄影图像，通常称为口内片（图 1.1.2）。口内片是口腔医学临床应用最普遍的诊疗影像，包括根尖片、𬌗翼片、𬌗片等，可广泛用于牙体牙髓、牙周、修复、口腔种植、口腔正畸、口腔颌面外科等各种临床领域。

自 1896 年首次问世以来，口内牙片机在技术原理上无本质变化，主要技术进展在于 X 线发生器和影像接收器的不断升级。近十余年来，X 线发生器已从最初的工频整流高压逐渐进化为直流高压，减少了不必要的低能 X 线，降低了患者剂量；影像接收器则从最

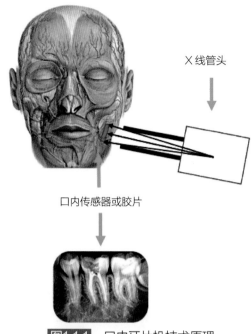

X 线管头

口内传感器或胶片

图1.1.1　口内牙片机技术原理

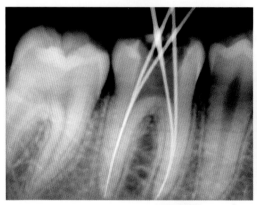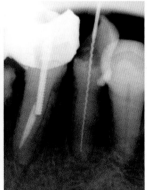

图1.1.2　口内片

初的胶片逐步发展为影像板（CR）或数字传感器（DR），大幅提高了工作效率，并可实现图像的数字化存储、传输和显示。与此同时，X 线发生器的小型化技术亦取得显著进展，已有多个厂家推出了手持式口内牙片机。相对于传统的壁挂式口内牙片机，手持式口内牙片机的使用场景更为灵活。

二、头影测量摄影技术

头影测量摄影技术基于二维 X 线成像技术，拍摄原理与口内摄影技术一致；不同的是通常选用时间延迟积分（time delay integration，TDI）探测器或平板探测器作为影像接收器，且影像接收器置于患者体外的机架上，用于获取患者颌面部成像区域的二维图像（图 1.1.3）。

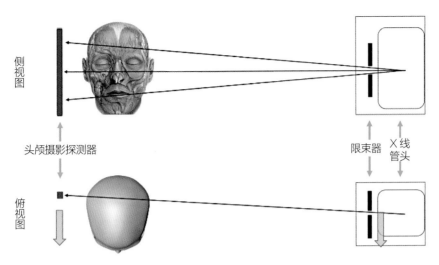

图1.1.3　头影测量摄影技术原理

　　头影测量摄影机是基于上述技术的设备，其技术原理根据影像接收器的不同，又可细分为基于 TDI 探测器或窄条平板探测器的窄束线扫描成像方式和基于宽平板探测器的瞬间成像方式。以窄束线扫描成像方式为例：将用于产生 X 线的 X 线管头、用于将 X 线束准直成为窄锥形束的限束器以及用于接收 X 线并形成图像的头颅摄影探测器相向固定于机架之上。头颅摄影探测器及限束器窗口可沿某一方向进行平移运动，且可保证经限束器准直后的 X 线束始终照射于头颅摄影探测器之上。窄锥形束 X 线透射过患者口腔颌面部成像区域并照射于头颅摄影探测器之上形成窄条二维投影数据。头颅摄影探测器按照一定角度间隔获取二维投影数据，最后通过工作站将这一系列二维投影数据重建出头影测量图像并予以显示。

　　头影测量摄影机可获得患者头部的标准正位、侧位图像，即头影测量片（图 1.1.4），进而对患者口腔颌面各个组织结构的尺寸和位置关系进行定量测量，主要用于口腔正畸。此外，头影测量片还可用于观察颅骨对称性、颅缝宽度、骨板宽度，检查颅骨骨折、骨质破坏等。

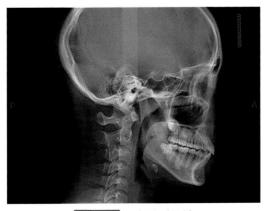

图1.1.4　头影测量片

三、曲面体层摄影技术

曲面体层摄影技术基于二维 X 线成像技术，与上述两种二维 X 线成像技术不同的是，它以牙弓曲面为聚焦层，通过 X 线发生器、影像接收器的旋转及平移来保证获取牙弓曲面的二维投影数据（图 1.1.5）。

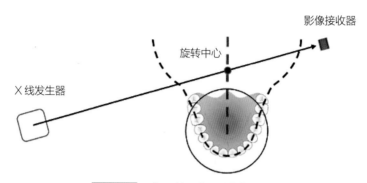

图1.1.5　曲面体层摄影技术原理

口腔曲面体层摄影机（也称为全景机）是基于曲面体层摄影技术的影像设备。其技术原理如下：将用于产生 X 线的 X 线发生器、用于将 X 线束准直成为窄锥形束的限束器以及用于接收 X 线并形成图像的影像接收器相向固定于机架之上，并围绕某一旋转中心进行旋转及平移运动。在旋转过程中，旋转中心沿患者矢状面方向经历平移、停止、再平移的运动。旋转及平移运动过程中，X 线被限束器准直成为窄锥形束，窄锥形束 X 线透射过患者口腔颌面部成像区域并照射于影像接收器之上形成窄条二维投影数据。影像接收器按照一定角度间隔获取二维投影数据，利用这一系列二维投影数据及曲面体层重建算法进行处理，可重建出全景图像，即全景片（图 1.1.6）。全景片主要用于口腔颌面部健康状况的整体检查。

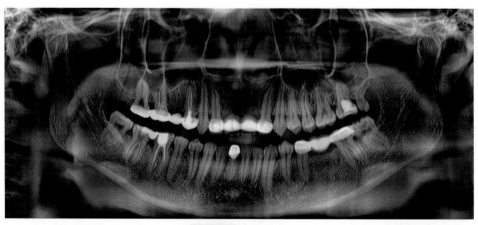

图1.1.6　全景片

四、二维 X 线成像技术的问题

尽管临床应用广泛，但传统 X 线成像技术所能提供的信息量有限，在诊断和制定治疗计划过程中都存在一定的限制，主要包括以下几个方面：

1．三维解剖结构重叠　通过传统 X 线成像技术获得的影像本质上都是二维影像，是三维人体结构在平面上的投影，投影路径上的所有解剖结构都会重叠在一起（图 1.1.7）。这种重叠会带来一定的临床应用限制。例如口内根尖片中的重叠会对牙根之间的相互关系、与牙根邻近的各种解剖结构（如下颌管、颏孔和上颌窦）之间的相互关系等准确评估产生不利影响[1-4]。对于头影测量片，除了解剖结构重叠的问题，由于头颅左右两侧组织结构距离 X 线发生器和影像接收器的距离不同，左右两侧的放大率不一致，还会导致头颅拍摄影像中的双重影像。对于全景片，体层以外的解剖结构及异常改变无法清晰显示，软组织及空气影像与硬组织发生重叠，会影响口腔临床中关注的硬组织部分显影效果，颈椎的重叠和口腔内的空气都会造成总体清晰度的降低，其他重叠及晕影也会影响图像质量。

2．图像失真　传统根尖片的拍摄主要基于分角线投照技术或平行投照技术。在分角线投照技术中，X 线垂直于影像接收器（胶片或数字传感器）与牙齿长轴之间夹角的分角线；而在平行投照技术中，X 线平行于牙齿长轴，且 X 线垂直于影像接收器和被照牙齿才能得到准确影像。使用准直器或定位器可确保 X 线以正确的角度投射到牙齿和影像接收器上，但由于影像接收器需放置在患者嘴中，会带来不舒适感，且在嘴巴较小或咽反射敏感的患者口内很难保持放置，这种投照技术在实际应用中有很大限制。除此之外，更重要的是，因为在实际应用中影像接收器无法放置在一个理想的位置，这种投影角度的偏离会直接导致图像失真[5]。根据相关研究，投照角度过大或过小都会造成牙根测量长度被压缩或拉伸（图 1.1.8），也会使牙齿测量体积增大或缩小，甚至导致根尖透射影像的消失。这一点对数字传感器来说尤其明显，这是因为受大小和硬度的限制，与常规胶片相比，数字传感器更难以被放到理想位置。

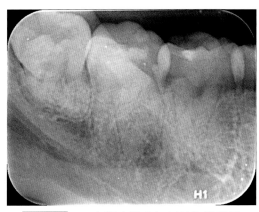
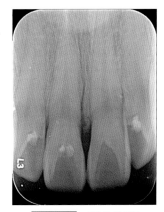

图1.1.7　口内根尖片中解剖结构的重叠　　图1.1.8　图像失真

在 X 线头颅摄影时，通常要求有较大的投照距离来减小影像的放大误差，但由于在摄影时 X 线不能达到完全平行投照，且患者头部正中矢状平面与影像接收器存在一定距离，因此必然存在一定的放大误差和失真。同样，因其拍摄原理，全景片也常常会伴随影像的变形和放大，影响诊疗准确性。

3. 重复性差　当对比术前和术后效果时，需要在复查期间拍摄多张口腔 X 线平片。由于拍摄时摆位的差别，无法对术前、术后拍摄时的辐射几何因素、方位和对比度进行重现，因此很难进行相对准确的比较，进而对疾病的真实状况造成误判。

第二节　三维 X 线成像技术

随着民众对口腔健康的逐渐重视以及牙齿种植和正畸业务的广泛开展，传统 X 线影像的重叠和失真问题与更高的诊断需求间的矛盾日益凸显，口腔临床领域急需一种影像技术来解决上述问题。以计算机体层成像技术和锥形束计算机体层成像技术为代表的三维 X 线成像技术，能够提供多层面的三维信息，避免了二维 X 线成像技术的固有缺陷，提高了诊断准确度。本节将对这两种三维 X 线成像技术进行介绍。

一、计算机体层成像技术

计算机体层成像（CT）技术是在医学影像中发展最迅速、应用最成熟的三维 X 线成像技术。CT 的技术发展大约经历了五代，出于成本和患者所受辐射剂量等考量，目前临床上使用的大多数 CT 设备仍采用第三代 CT 技术。特别是在滑环技术实现连续机架旋转和探测器排数增加这两个技术突破后，具有第三代 CT 技术特点的多排螺旋 CT（multi-detector computed tomography，MDCT）得到了广泛应用。

螺旋 CT 的原理是在患者随扫描床匀速进床的同时，影像接收器和 X 线发生器相对旋转运动进行连续扫描，扫描若干圈后，患者体表的扫描轨迹呈螺旋形（图 1.2.1），可一次收集到扫描范围内全部容积的数据并重建出多层图像，所以也称螺旋容积扫描。MDCT 基于螺旋 CT 技术，影像接收器由多个平行排列的探测器取代了单个探测器，X 线束形状由薄扇形变为厚扇形（其宽度为多个层厚之和），旋转一圈能够同时获取多个层面的扫描信息（图 1.2.2），有效减少了扫描时间以及辐射剂量。在 MDCT 技术中，选择合适的层厚很重要，层厚不仅取决于 X 线束的宽度，也会被不同探测器阵列组合而影响。

MDCT 设备由滑环、固定机架、影像接收器、X 线发生器及准直装置、扫描床等构成（图 1.2.3）。滑环作为一种旋转机架，除了用于固定影像接收器和 X 线发生器等核心器件，还能保证在旋转的同时完成数据传输设备描述。固定机架则利用优质电刷和旋转的滑环紧密接触，支撑设备。扫描过程中，患者通过扫描床的平移在旋转中心的轴向上移

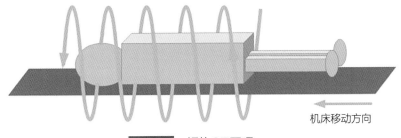

图1.2.1 螺旋CT原理

机床移动方向

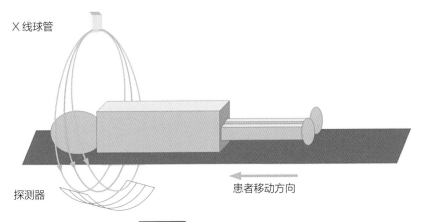

X 线球管

探测器

患者移动方向

图1.2.2 MDCT原理

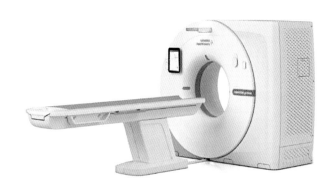

图1.2.3 某品牌MDCT设备[6]

动，同时影像接收器和 X 线发生器随着滑环的旋转进行旋转扫描。X 线发生器持续发射 X 线，影像接收器负责接收穿过患者的射线信息并通过滑环传输给工作站，工作站由重建算法将信息重建为多层的三维影像数据。

MDCT 中采用多排探测器作为影像接收器，其成本相较于传统螺旋 CT 更高；其设备旋转机架和扫描床加起来占地面积大，对医疗照射室的面积要求较高；厚扇形的 X 线束也会在传统螺旋 CT 的基础上进一步增加照射剂量；除此之外，其重建层厚的选取伴随着 Z 轴方向图像质量的不一致性。这些问题都阻碍了 MDCT 在口腔临床领域，特别是在口腔诊所内的广泛应用。

二、锥形束计算机体层成像技术

与 MDCT 不同，锥形束计算机体层成像（CBCT）技术的 X 线束呈锥形（cone beam），这也是该技术的命名来由。CBCT 也被称为数字容积成像技术，是 20 世纪 90 年代末发明的对颌面骨骼进行三维扫描的技术。

在口腔医学领域中，CBCT 多采用圆轨道对患者进行扫描，X 线发生器与影像接收器围绕患者做同步旋转运动（多为旋转 360°）。旋转过程中，X 线发生器持续发射锥形束形状的 X 线，影像接收器按照一定角度间隔采集二维投影数据（图 1.2.4），再在工作站上利用 CBCT 重建算法将其重建为三维图像。

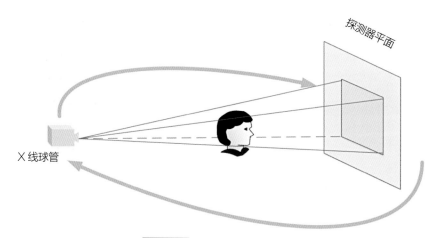

探测器平面

X 线球管

图1.2.4　CBCT旋转扫描方式

CBCT 设备主要由机架、旋转 C 臂、影像接收器、X 线发生器及准直装置等构成（图 1.2.5）。影像接收器、X 线发生器分别固定于旋转 C 臂的两端，用于实现旋转过程中对中间患者的扫描。相对于 MDCT 设备，CBCT 设备具有辐射剂量低、占地面积小、操作简单、成本低等突出优点，受到口腔医生的广泛青睐，已成为口腔临床的主要三维成像设备。目前 CBCT 已广泛应用于口腔种植、口腔正畸、牙体牙髓疾病诊断、关节疾病诊断、阻生牙定位、口腔颌面外科、气道检查等口腔各科的临床诊疗。

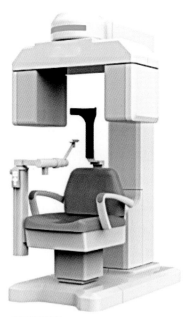

图1.2.5　某品牌CBCT设备

第三节　总结

口腔传统二维成像技术因其操作简单、辐射剂量小、快速成像以及图像分辨率较高的优势被广泛应用。但由于影像二维显示的特点，软组织、空气和硬组织结构在影像中发生重叠，并伴随图像失真与变形，导致三维解剖结构无法清晰显示，给临床应用带来一定的限制。

MDCT 图像因其三维显示以及高对比度分辨率的优势，能在检查过程中提供矢状位、冠状位和水平位的结构信息，可以准确地观察多种组织结构的形状、大小以及相对位置关系，给临床诊断与手术计划提供更好的帮助。但 MDCT 成本高，辐射剂量大，占地面积大，图像轴向分辨率较低。

口腔 CBCT 能够从三维方向，即矢状位、冠状位和水平位来显示病变或正常组织结构，避免了二维影像显示的固有缺陷，如组织的影像重叠、投照角度带来的影像变形等。CBCT 能够获得具有很高的空间分辨率和各向同性的图像，能满足口腔正畸、种植及牙体牙髓病学领域中组织结构测量以毫米计量的精度需求。此外，CBCT 设备扫描时间更短，辐射剂量更低，设备占地面积更小，对患者尤其是儿童造成的潜在危害减小。

因此，CBCT 设备被广泛用于口腔种植科[7-8]、牙体牙髓科及牙周科[9-11]、口腔颌面外科[12-13]、正畸科[14-15]等临床科室，极大地提高了诊疗质量和效率，成为口腔颌面临床应用的"利器"。

常用口腔颌面临床 X 线成像技术对比见表 1.1.1。

表 1.1.1　常用口腔颌面临床 X 线成像技术对比表

成像技术	影像类型	成像范围	主要应用场景	优势	劣势
二维 X 线成像技术	口内片	若干颗牙	牙体牙髓疾病诊断、牙周疾病诊断、修复等	辐射剂量小，扫描时间短，图像分辨率高	不能避免三维解剖结构的重叠，会带来图像失真和变形
	头影测量片	口腔颌面部及颅骨	口腔正畸、颅骨检查等		
曲面体层成像技术	全景片	全口牙列或颞下颌关节	全口检查、牙齿矫正、牙齿种植、牙齿修复、智齿拔除等	能显示全口牙，图像分辨率较高，操作简单	二维图像、体层外结构无法清晰显示，伴随软组织、空气和硬组织在影像中的重叠
计算机体层成像技术	CT 影像	口腔颌面部	软组织成像，颌骨肿瘤、颌面部创伤、炎症及发育异常性疾病诊断等	三维影像信息，图像有高对比度分辨率	辐射剂量较高，扫描时间长，轴向分辨率较低
锥形束计算机体层成像技术	CBCT 影像	口腔颌面部	口腔种植、口腔正畸、牙体牙髓疾病诊断、关节疾病诊断、阻生牙定位、口腔颌面外科、气道检查等	三维影像信息，图像有高空间分辨率	辐射剂量较口内片和口腔全景片更高，扫描时间较口内片和口腔全景片更长

参考文献

[1] Cotti E, Campisi G. Advanced radiographic techniques for the detection of lesions in bone. Endod Topics, 2004, 7(1): 52-72.

[2] Whaites E, Drage N. Essentials of Dental Radiology and Radiography. 5th ed. London: Churchill Livingstone Elsevier, 2013.

[3] Bornstein M M, Lauber R, Sendi P, et al. Comparison of periapical and limited cone-beam computed tomography in mandibular molars for analysis of anatomical landmarks before apical surgery. Journal of Endodontics, 2011, 37(2): 151-157.

[4] Lofthag-Hansen S, Huumonen S, Gröndahl K, et al. Limited cone-beam CT and intraoral radiography for the diagnosis of periapical pathology. Oral Surg Oral Med Oral Pathol Oral Radiol Endod, 2007, 103(1):114-119.

[5] White S C, Pharaoh M J. Oral Radiology: Principles and Interpretation, 7th ed. St Louis, MO: Mosby, 2014.

[6] https://www.siemens-healthineers.cn/computed-tomography/single-source-ct/somat om-go-now

[7] Tardieu P B, Vrielinck L, Escolano E. Computer-assisted implant placement. A case report: treatment of the mandible. Int J Oral Maxillofac Implants, 2003, 18(4): 599-604.

[8] van der Zel J M，Dentistry C. Computer aided diagnosis and design of implant abutments. Amsterdam: Joint Meeting of the Continental European Division (CED) and the Scandinavian Division (NOF) of the IADR, 2005: 1-10.

[9] Youssefzadeh S, Gahleitner A, Dorffner R, et al. Dental vertical root fractures: value of CT in detection. Radiology, 1999, 210(2): 545-549.

[10] Patel S, Dawood A, Mannocci F, et al. Detection of periapical bone defects in human jaws using cone beam computed tomography and intraoral radiography. Int Endod J, 2009, 42(6): 507-515.

[11] Patel S, Wilson R, Dawood A, et al. The detection of periapical pathosis using digital periapical radiography and cone beam computed tomography—Part 2: a 1-year post-treatment follow-up. Int Endod J, 2012, 45(8): 711-723.

[12] Ahmad M, Jenny J, Downie M. Application of cone beam computed tomography in oral and maxillofacial surgery. Aust Dent J, 2012, 57(1): 82-94.

[13] Shintaku W H, Venturin J S, Azevedo B, et al. Applications of cone-beam computed tomography in fractures of the maxillofacial complex. Dent Traumatol, 2009, 25(4): 358-366.

[14] Kapila S, Conley R S, Harrell Jr W E. The current status of cone beam computed tomography imaging in orthodontics. Dentomaxillofac Radiol, 2011, 40(1): 24-34.

[15] 鞠昊，朱红华，段涛，等. CBCT 的基本原理及在口腔各科的应用进展. 医学影像学杂志，2015，25 (5)：907-909.

第二章

口腔 X 线成像中的辐射物理学

X 线成像技术是口腔医学临床工作中最重要的影像诊断手段，而 X 线之所以在医学影像中得到广泛应用，这与它的固有特性分不开。本章将会介绍 X 线的相关知识，包括 X 线的基础知识、X 线与物质的相互作用、X 线成像基本原理、辐射物理学中的常用物理量以及辐射的生物效应。

第一节 X 线的基础知识

一、X 线的本质

X 线的本质是电磁波，与可见光、微波等一样，是在空间中传播的能量。所有电磁波都具有波粒二象性，即波动性和粒子性。频率是电磁波的一个重要性质，其与电磁波的波长（波动性）及能量（粒子性）间的关系如下：

$$\lambda = c / \nu$$
$$E = h \cdot \nu$$

其中 λ 为波长，单位 m；c 为波速，单位 m/s，真空中为光速（3.00×10^8 m/s）；E 为能量，单位 J 或 eV；h 为普朗克常数，单位 $J \cdot s$ 或 $eV \cdot s$，其值为 $6.63 \times 10^{-34} J \cdot s$ 或 4.14×10^{-15} $eV \cdot s$；ν 为频率，单位 Hz。

电磁波的频率越高，则波长越短、能量越大，性质越趋近于粒子；频率越低，则波长越长、能量越小，性质越趋近于波。

电磁波谱是连续谱，可根据不同的波长将电磁波段划分（见表 2.1.1）。

表 2.1.1 电磁波谱

电磁波	真空中的波长 /m	主要产生方式	典型用途
γ 射线	1×10^{-14} ~ 1×10^{-11}	原子核衰变	探伤、原子核结构分析
X 线	1×10^{-11} ~ 1×10^{-8}	韧致辐射或特征辐射（原子核外层电子跃迁）	成像、晶体结构分析
紫外线	1×10^{-8} ~ 4×10^{-7}		消毒杀菌
可见光	4×10^{-7} ~ 7.6×10^{-7}	炽热物体、气体放电	照明
红外线	7.6×10^{-7} ~ 1×10^{-3}		夜视、加热、光纤通信
微波	1×10^{-3} ~ 1		
超短波	1 ~ 10		收音机、电视机、手机等长距离通信
短波	10 ~ 100	电荷载子的集体振荡	
中波	100 ~ 1 000		
长波	>1 000		

能量超过一定水平的电磁波，如 X 线和 γ 射线，均具有足够的能量可以穿透物质，使物质发生电离，并对生物组织产生破坏，对人体健康产生危害。

按波长，X 线可划分为软 X 线（因穿透物质能力差而得名，波长范围 1×10^{-10} ~ 1×10^{-9} m）、硬 X 线（波长范围 1×10^{-11} ~ 1×10^{-10} m）、超硬 X 线（波长范围小于 1×10^{-11} m）三种。诊断用 X 线通常为硬 X 线。

由于 X 线的频率高、能量大、粒子性强，因此辐射物理学中描述 X 线与物质的相互作用时，通常会将 X 线描述为具有特定形态和特性的"光子"。本书在描述 X 线微观特性时，也将 X 线称为光子。

二、X 线的产生

X 线通常是由高速运动的电子流撞击金属靶而产生的。电子流与金属靶间的作用主要有以下两种：

1. **韧致辐射** 高速电子流轰击金属靶时，在带负电的电子与带正电的原子核之间的库仑力作用下，电子的运动方向会发生偏转，速度也会发生骤降。这种转向和减速导致的能量损失大部分会以热辐射形式释放，小部分会以 X 线的形式释放。电子的转向程度和速度差异越大，产生的 X 线能量越大。这种辐射称为韧致辐射或制动辐射（图 2.1.1）。由于电子和原子核作用时能量损失是连续的，因此产生的 X 线能量也是连续的。

2. **特征辐射** 如果具有足够能量的电子直接撞击金属靶，电子可以将紧密结合在原子核内层（如 K 层）的电子撞出原子核，这样原有内层电子的位置会形成空穴，距离原子核更远的外层电子（L 层、M 层等）会迅速跃迁至内层以填补空穴。跃迁过程中，外层轨道与内层轨道之间的能量差会以 X 线的形式释放。由于电子层是不连续的，所以电

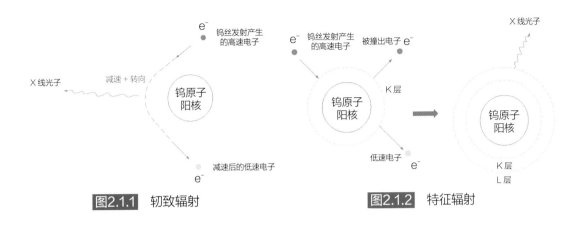

图2.1.1　轫致辐射　　　图2.1.2　特征辐射

子跃迁所释放的能量也是离散的，且不同能级之间跃迁的能量差异只与原子种类有关。基于这种机制产生的 X 线的能量可以反映靶材料的特征，因此这种辐射被称为特征辐射（图 2.1.2）。

　　需要注意的是，只有当入射电子的能量超过靶材料原子内层电子的吸收限时才能产生特征 X 线。例如对于金属钨而言，其 K 层电子的吸收限约为 69.5 keV，L 层电子的结合能约为 12 keV，M 层电子的结合能约为 2 keV。因此，只有能量大于 69.5 keV 的电子轰击钨原子核时才有可能产生特征 X 线，其特征 X 线的能量约为 58 keV 和 68 keV，参见表 2.1.2。

表 2.1.2　钨元素 K 层吸收限及特征 X 线能量（keV）

K 层吸收限	特征 X 线			
	$K_{\alpha 1}$	$K_{\alpha 2}$	$K_{\beta 1}$	$K_{\beta 2}$
69.503	59.310	57.973	67.233	69.090

　　X 线球管是最常见的用于产生 X 线的器件。一个典型的 X 线球管的结构主要包括可以产生电子的阴极灯丝、用于轰击的阳极靶，以及用于提供真空环境的外壳等（图 2.1.3）。球管工作时，阴阳极间外加高压电场，阴极灯丝中有电流通过，电子会逸出至灯丝表面并在真空环境中不断向阳极加速运动，最终轰击阳极靶面（通常为金属钨），产生轫致辐射与特征辐射，从而发射 X 线。阴阳极之间的高压电场强度决定了最终轰击阳极靶的电子的能量，进而决定了 X 线的最大能量，而阴极灯丝电流强度决定了电子的数量，进而决定了 X 线的强度。

　　由于诊断用 X 线的球管中加载的高压电场（即管电压）通常较高，其产生的 X 线能谱通常是连续谱与特征谱的叠加（图 2.1.4）。

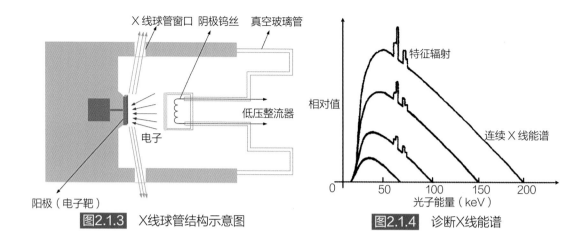

图2.1.3　X线球管结构示意图

图2.1.4　诊断X线能谱

第二节　X 线与物质的相互作用

微观上（就单个光子而言），光子与物质的相互作用有很多可能的机制，最主要的机制有三种：光电效应、康普顿散射和电子对效应。这三种作用都会使入射光子的部分或全部能量转换为电子能量，同时入射光子完全消失或被散射成另一个具有不同能量与方向的光子。

光电效应是指光子在与物质作用的过程中将能量转移给原子中的束缚电子，使其作为光电子发射出去，而光子本身消失的过程（图 2.2.1）。发生光电效应时，从内壳层上打出电子，在此壳层上留下空位，并使原子处于激发状态。它的退激过程有两种（图 2.2.2）：一种是外层电子向内层电子跃迁以填补空位，使原子恢复到较低的能量状态并发射特征 X 线；另一种是将其激发能直接传给外壳层的电子，使其从原子中发射出来，称作俄歇电子。光电效应主要发生在原子中结合最紧的 K 层电子上。

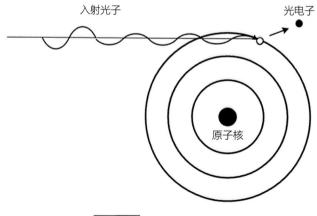

图2.2.1　光电效应示意图

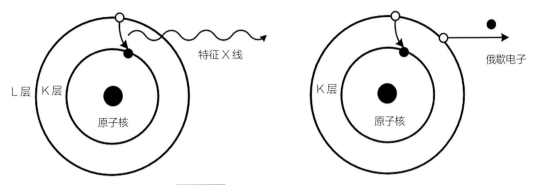

图2.2.2　光电效应退激过程示意图

康普顿散射是指光子与核外电子的非弹性碰撞过程（图 2.2.3）。这个过程中光子的能量会一部分转移给电子，使其脱离原子，而入射光子在碰撞后运动方向和能量都发生了变化，称为散射光子。康普顿散射主要发生在原子中结合最松的外层电子上。

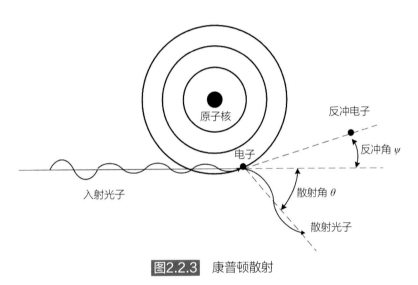

图2.2.3　康普顿散射

电子对效应是当入射光子能量较高时（≥ 1.022 MeV），光子与原子核在库伦场内相互作用，光子被吸收并生成一对正、负电子的过程（图 2.2.4）。电子对效应主要发生在高能光子与高原子序数的物质相互作用时。

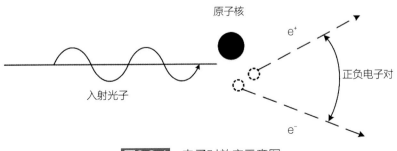

图2.2.4　电子对效应示意图

常见的 X 线成像技术中，X 线的典型能量范围为 30 ~ 150 keV，远小于 1.022 MeV。因此，诊断用 X 线与物质相互作用的机制是光电效应和康普顿散射。

宏观上，X 线与患者间的作用表现为三种情况：吸收，即 X 线与患者组织发生光电效应，能量沉积在物质中；散射，即 X 线在穿过患者时发生非弹性碰撞，改变原有方向，变成有一定散射方向的 X 线；透射，即一定能量的 X 线直接穿透患者组织。由于吸收和散射的存在，X 线在透射患者前后强度会发生变化，X 线的能量、方向也会发生变化。

在 X 线成像技术中，吸收和透射会提供成像过程所需的有效信息。根据微观上光子与物质的作用机制，一部分光子与患者组织发生光电效应，被患者吸收；另一部分光子可直接穿过患者，到达探测器端产生影像。光电效应相互作用的概率 $P_{\text{photoelectric}}$ 大约与光子能量的 3.5 次方成反比，与原子序数 Z 的 5 次方成正比[1]：

$$P_{\text{photoelectric}} \propto E^{-3.5}, \quad P_{\text{photoelectric}} \propto Z^5$$

因此，X 线透射前后的射线强度变化情况取决于所穿透组织的原子序数。由于骨组织平均原子序数较高，因此同样能量的 X 线穿透骨组织时的射线强度变化比穿透软组织时更大，从而提供了不同组织之间的对比度信息。

X 线散射会给成像过程带来不利的影响。根据微观上光子与物质作用发生康普顿散射的原理，入射 X 线光子发生散射，失去部分初始能量，同时发生转向。入射 X 线光子在碰撞中发生的方向偏离取决于光子的最初能量，以及给予外层电子能量的多少。因为康普顿散射与原子序数的关系不大，不能够提供不同组织之间的对比度信息，并且会造成图像质量的降低。

第三节　X 线成像基本原理

光子在穿过物质时会与物质相互作用，其消失或散射后能量发生改变并偏离原来的入射方向。因此，对于包含大量光子的 X 线束来说，在穿过物质时会发生束流强度减弱的现象，即射线强度的衰减。

对于均匀物质而言，X 线衰减的程度随穿过物质的厚度呈指数规律减弱。对于单能窄束 X 线，在其穿过厚度为 t 的均匀物质时，其射线强度的变化情况可表达为：

$$I = I_0 e^{-\mu_l t}$$

其中 μ_l 为均匀介质的线吸收系数（线衰减系数），代表单位体积的物质对 X 线强度的相对衰减量；I 和 I_0 分别为经物质衰减后和衰减前的射线强度。对上式两边取自然对数进行变换可得：

$$\mu_l t = -\ln(I/I_0)$$

其中 $\mu_l t$ 为射线投影。投影的数值称为投影值，是射线沿某一路径衰减的总和，体现了射线路径上的物质密度及厚度信息。

在实际应用中，对于非均匀物质，比如人体颌面部组织，可将射线穿过整个物质的过程看作射线穿过若干个体素的过程。当体素选取足够小时，可近似认为每个体素内的物质是均匀的。每个体素有一个线衰减系数，此时射线衰减过程可表示为：

$$\mu t = \sum_{j=1}^{J} \mu_j \Delta t = -\ln(I_t / I_0)$$

其中 μ 为射线路径上全部组织的等效线吸收系数，μt 为射线投影，j 为划分的体素序号，Δt 为单个体素中发生射线衰减的厚度。

X 线成像过程就是获取衰减前后射线强度 I_0、I，再通过相应的数据处理换算为各个投影角度下的射线投影值 μt 的过程。

第四节 辐射物理学中的常用物理量

X 线与物质相互作用，从某种意义上可描述为一种能量的传递过程，其结果是 X 线的能量被物质吸收。为定量研究辐射效应与辐射照射之间的关系，需要一系列用于衡量辐射强度和辐射剂量的物理量。

一、比释动能

比释动能（kerma），通常用 K 表示，单位为 J/kg 或 Gy（戈瑞），其定义为不带电电离粒子与物质相互作用时，在单位质量的物质中产生的带电电离粒子初始动能的总和。比释动能可用于描述不带电粒子（射线）本身的致物质电离能力。对于 X 线而言，kerma 值即 X 线与物质相互作用时，在单位质量的物质中产生的电子初始动能的总和。

二、吸收剂量

吸收剂量（absorbed dose），通常用 D 表示，单位为 J/kg 或 Gy（戈瑞），其定义为电离辐射转移给某体积元内特定质量物质的平均能量与物质质量的比值。吸收剂量可用于描述单位质量物质受到辐射后吸收辐射的能量，为测量辐射剂量的最基本形式。对于 X 线而言，特定条件下（带电粒子平衡）的吸收剂量与比释动能相等。

三、当量剂量

当量剂量（equivalent dose），通常用 H 表示，单位为 Sv（希沃特），其考虑了不同类型辐射的电离能力。从吸收剂量（单位 Gy）到当量剂量（单位 Sv）的转换是通过辐射权重因子的修正来实现的：

$$H = \sum_R W_R \cdot D$$

其中 H 为当量剂量，D 为吸收剂量，W_R 为辐射权重因子。辐射权重因子是无量纲的量，它将不同类型射线辐射的生物效应置于相同尺度下来描述。当量剂量用来描述人体受到辐射照射时的危害程度，可以反映不同种类、不同能量以及不同照射条件所导致的生物效应的差异。常用辐射权重因子见表 2.4.1；对于 X 线而言，其辐射权重因子为 1。

表 2.4.1　常用辐射权重因子表

辐射类型及能量范围		辐射权重因子
X 和 γ 射线（所有能量）		1
电子、正电子和 μ 介子（所有能量）		1
中子	＜ 10 keV	5
	10 keV ~ 100 keV	10
	100 keV ~ 2 MeV	20
	2 MeV ~ 20 MeV	10
	＞ 20 MeV	5
质子（不包括反冲质子）（＞ 2 MeV）		2 ~ 5
α 粒子，裂变碎片，重核		20

四、有效剂量

有效剂量（effective dose），通常用 E 表示，单位为 Sv（希沃特），其定义为人体各组织或器官的当量剂量乘以相应的组织权重因子后的总和。由于不同器官组织对同种辐射照射的敏感度不同，所以在当量剂量的基础上，还需要引入针对该差异的修正因子，因此引入了组织权重因子。常用的组织权重因子如表 2.4.2 所示。人体的有效剂量估算即是通过受照组织的当量剂量与该组织的组织权重因子加权求和所得到的：

$$E = \sum_T W_T \cdot H$$

其中 E 为有效剂量，H 为当量剂量，W_T 为组织权重因子。

表 2.4.2　常用组织权重因子

组织或器官	组织权重因子
骨表面、皮肤	0.01
膀胱、肝、乳腺、食管、甲状腺、其他组织	0.05
红骨髓、结肠、肺、胃	0.12
性腺	0.20

有效剂量是评价辐射生物效应时一个很重要的概念。它是一个度量体内或体外辐射源（无论是均匀照射还是非均匀照射）造成的辐射生物效应发生率的指标，用来评价电离辐射对人体总的损伤程度。

我国辐射防护剂量限值体系在国标 GB18871—2002《电离辐射防护与辐射源安全基本标准》中对职业照射和公众照射有明确的剂量限值要求：①对于职业照射：连续 5 年内的平均有效剂量为 20 mSv；连续 5 年中任何一个单一年份中的年有效剂量 50 mSv，但 5 年内有效剂量总和不超过 100 mSv；眼晶体的年当量剂量为 150 mSv；四肢（手、足）或皮肤的年当量剂量为 500 mSv。②对于公众照射：年有效剂量为 1 mSv；特殊情况下，连续 5 年的年平均有效剂量不超过 1 mSv，其中某一个单一年份中的年有效剂量可为 5 mSv；眼晶体的年当量剂量为 15 mSv；皮肤的年当量剂量为 50 mSv。

第五节　辐射的生物效应

当电离辐射的能量被物质吸收时，会造成受照物质的变化。生物体（如人体）受照时也会产生一系列生物学变化，称为辐射的生物效应。这些效应可用于描述电离辐射作用于人体时的有害程度和表现。

一、辐射损伤的机制

辐射与物质的作用方式可分为电离辐射和非电离辐射。在电离辐射中，物质的原子或分子从辐射吸收能量而导致电子轨道上的一个或几个电子从基态激发到脱离原子；而非电离辐射只能引起原子或分子的振动、转动或电子在轨道上能级的改变，不能引起物质的电离。医疗照射是人体电离辐射的主要来源之一。

电离辐射作用于机体后，其能量传递给机体的分子、细胞、组织和器官所造成的形态和功能的后果即为电离辐射生物效应。而电离辐射是否会对生物组织造成损伤与其能量相关，如果仅仅是 X 线穿透，则没有能量在组织中留存；只有能量被患者机体吸收并转移到生物组织中，才会发生相应的组织损伤。组织损伤的实质是体内分子被电离后引起的细胞损伤，主要有两种发生方式（图 2.5.1）。

1. 直接电离　能量直接作用于生物大分子，引起分子的电离和激发，导致分子结构改变和生物活性丧失。这种直接由射线造成的生物分子损伤效应称为直接作用，造成直接的细胞损伤。

2. 间接电离　人体细胞中含有大量水分子，因此在大多数情况下，射线同细胞中的水分子发生作用，水分子发生电离或激发，经过化学反应形成一些活性很强的自由基和过氧化物，作用于生物大分子后会带来分子结构和功能的变化。由水电离引起的间接电离是

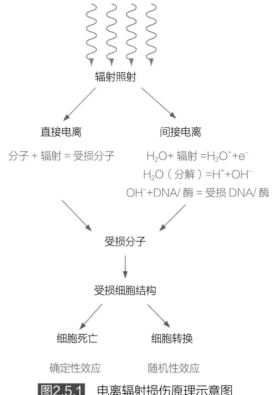

图2.5.1　电离辐射损伤原理示意图

细胞损伤的最常见方式。

二、确定性效应与随机性效应

电离辐射对人体的健康影响，从效应的发生概率与剂量关系可归结为两种不同的效应，即确定性效应和随机性效应。

确定性效应是指达到或超过某一剂量阈值才会发生，而在阈值之下不会发生的效应，其严重程度随剂量的增加而加重（图 2.5.2）。确定性效应在分子水平上表现为 DNA 损伤，在细胞水平上表现为细胞死亡，临床症状为白内障、组织器官损伤、造血障碍、不孕不育等。例如辐射诱发白内障有明显的剂量阈值，对于 X 线，急性照射吸收剂量 2 Gy 以上会引起眼晶体混浊，5 Gy 以上可引起白内障。

随机性效应是指没有剂量阈值，发生概率与剂量之间呈线性关系的效应，其严重程度与剂量大小无关（图 2.5.3）。随机性效应在分子水平上表现为 DNA 损伤，在细胞水平上表现为单一受照细胞的变异，临床症状为癌症或遗传性损伤。

表 2.5.1 列出了一些常见的确定性效应和随机性效应的临床表现。各种辐射防护实践的目标都是防止确定性效应，减小随机性效应。

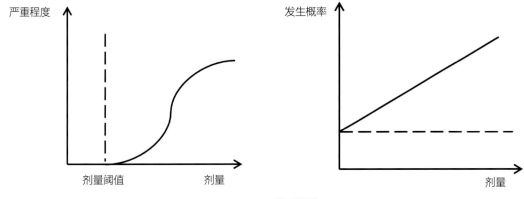

图2.5.2 确定性效应严重程度与剂量间的关系　**图2.5.3** 随机性效应发生概率与剂量间的关系

表 2.5.1　确定性效应与随机性效应的临床表现

效应类别	临床表现
确定性效应	白内障、皮肤良性损伤、骨髓血细胞减少、生育力减退、血管或结缔组织损伤等
随机性效应	癌症等

三、影响辐射生物效应的因素

影响辐射生物效应的因素可分为物理因素和生物因素。物理因素包括辐射类型、辐射剂量水平、辐射质量等，生物因素包括患者的受照器官、体型大小、年龄等。对于特定的 X 线影像设备，在相同剂量的辐射照射下，体型较小的患者承受的辐射风险大于体型较大的患者。研究表明，体型较小的患者从体外到体内表现出相对小的辐射剂量梯度和相对高的吸收剂量绝对值[2]。年轻患者比老年患者风险更高或更敏感，因为他们的细胞生存时间长，更易于诱发恶性肿瘤并且与电离辐射随机性效应相关的潜伏期更长。此外，由于儿童患者的细胞分裂速度更快，相比成年患者面临更大的风险。

因此，在降低 X 线影像设备的辐射风险时，需考虑被扫描对象的体型、年龄等，尤其是需要针对对电离辐射敏感的儿童患者进行特殊设计，进行非电离辐射（如磁共振）或低剂量 X 线照射。

第六节　总结

在口腔 X 线影像学中，X 线的典型能量范围为 30 ~ 150 keV。在这个范围内，X 线与物质的相互作用是光电效应和康普顿散射。

考虑到口腔医学影像中使用的为 X 线，因此辐射权重因子为 1。人体口腔颌面组织中组织权重因子较高的主要是甲状腺，因此在实际使用中，通常通过佩戴铅围脖来避免患者甲状腺组织的照射。

从辐射生物效应的划分来看，口腔 X 线影像拍摄中需要考虑的是造成随机性效应的随机风险。在实际的临床应用中需进行权衡，使患者受益最大化、风险最小化。

参考文献

[1]　Mogan C L. Basic principles of computed tomography. Baltimore: University Park Press, 1983.

[2]　Rehani M M, Gupta R, Bartling S, et al. Radiological protection in cone beam computed tomography (CBCT): ICRP Publication 129. Annals of the ICRP, 2015, 44(1): 1-127.

第三章

口腔颌面锥形束 CT 系统

本章将对 CBCT 系统进行全面介绍，包括其系统组成、核心器件、图像重建算法、关键图像性能指标及主要技术参数等。

第一节 系统组成

一套完整的 CBCT 系统包括硬件和软件两部分。硬件部分主要由核心器件（影像接收器和 X 线发生器）、C 型臂、机架、控制系统和工作站等组成（以坐式为例，见图 3.1.1），软件部分主要指在工作站中的成像和图像处理软件。

在一个 CBCT 系统中，X 线发生器用于 X 线的产生、发射，影像接收器用于投影数据的获取，C 型臂用于放置核心部件、实施旋转运动过程，机架用于固定整体设备，控制系统用于整个扫描、采集、重建过程的控制；部分 CBCT 系统还配有相应的患者固定装置、辅助摆位激光灯以及触摸屏等。根据旋转扫描时患者的姿态不同，CBCT 系统可分为坐式（图 3.1.1）、立式（图 3.1.2）和卧式（图 3.1.3）。

在 CBCT 系统中，X 线发生器和影像接收器分别位于 C 型臂的两端，患者则位于 C 型臂的旋转中心。扫描过程中，C 型臂围绕患者旋转，同时 X 线发生器根据预设的曝光控制逻辑控制 X 线发射，X 线穿过患者组织后到达影像接收器。影像接收器根据预设的采集帧频采集并保存图像数据，这些图像数据称为某个角度下的投影数据。CBCT 系统的成像过程是在 C 型臂旋转中采集各个角度下的投影数据并通过重建算法生成三维影像的过程（图 3.1.4）。根据系统设计及重建算法不同，重建出三维影像所需的投影数据数量也不同。常见 CBCT 系统的扫描过程中只需旋转一圈（360°）即可获取重建所需的全部影像信息。

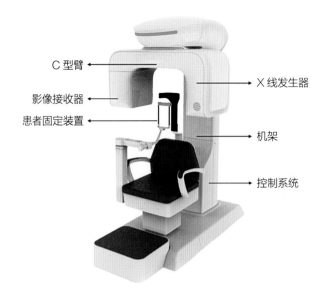

C 型臂

X 线发生器

影像接收器

患者固定装置

机架

控制系统

图3.1.1　一个典型的坐式CBCT硬件系统组成

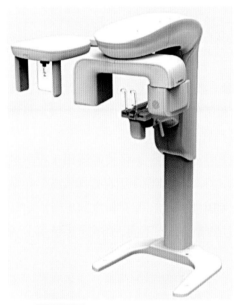

图3.1.2　立式CBCT硬件系统

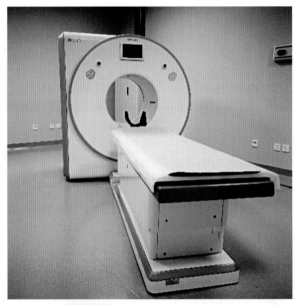

图3.1.3　卧式CBCT硬件系统

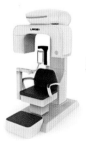 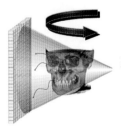 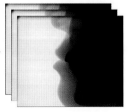 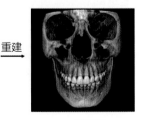

扫描　　　采集　　　重建

投影图像　　　三维影像

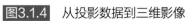

图3.1.4　从投影数据到三维影像

第二节 核心器件

一、X 线影像接收器

X 线影像接收器是 CBCT 系统最核心的部件之一。目前 CBCT 系统中的影像接收器大多选用平板探测器，少数选用 X 线影像增强器。

平板探测器根据能量转换形式可分为间接转换式平板探测器和直接转换式平板探测器两种。

1. 间接转换式平板探测器　间接转换式平板探测器主要分薄膜晶体管（thin film transistor，TFT）探测器和互补金属氧化物半导体（complementary metal oxide semiconductor，CMOS）探测器两种。TFT 探测器主要由闪烁体层〔通常为碘化铯（CsI）〕或荧光体层〔通常为硫氧化钆（GOS）〕、具有光电二极管作用的非晶硅层（amorphous silicon，a-Si）、TFT 阵列以及读出电路构成。其基本原理为闪烁体层或荧光体层经 X 线照射后，将 X 线转换为可见光，可见光信号由具有光电转换功能的非晶硅层转换为电荷信号，电荷信号在 TFT 阵列上积分并由后级读出电路读出，转变为数字图像。CMOS 探测器也包括闪烁体层或荧光体层，但与 TFT 探测器不同的是，可见光信号由 CMOS 传感器直接检测并经由读出电路输出数字图像（图 3.2.1）。

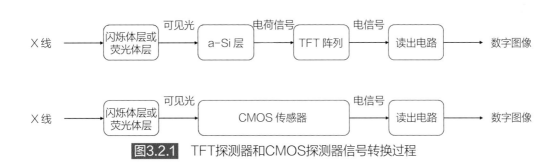

图3.2.1 TFT探测器和CMOS探测器信号转换过程

2. 直接转换式平板探测器　直接转换式平板探测器主要由可将 X 线直接转换为电信号的光电导材料、TFT 阵列和读出电路构成。常见的光电导材料有非晶硒、碲化镉。直接转换式平板探测器的信号转换过程见图 3.2.2。

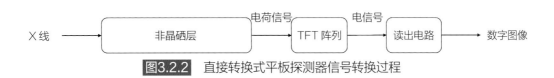

图3.2.2 直接转换式平板探测器信号转换过程

直接转换式平板探测器从根本上避免了间接转换方式中可见光散射导致的图像分辨率下降的问题，具有很好的分辨率；此外，其无论是在高分辨率下还是低分辨率下，都具有极高的量子检测效率，因此对于微小病变，其检出能力更强（间接转换式平板探测器在高分辨率下量子检测效率会急剧减小）。直接转换式平板探测器是获得高质量图像的理想方法，但其技术和生产工艺要求较高、价格更昂贵、寿命较短、对环境要求高，这些都限制了它的实际应用。

3．X 线影像增强器　X 线影像增强器由闪烁体、光电阴极、输出端和摄像机构成。其工作原理为（图 3.2.3 和图 3.2.4）：X 线经过闪烁体转换为可见光，可见光再被邻近的第二块屏（光电阴极）吸收转换为电子，电子在真空中加速并聚集到输出端荧光屏，并在此产生足够亮度的可见光，电子摄像机接收可见光形成数字图像。

X 线影像增强器目前广泛用于放射科的大部分 X 线透视设备中，可实现隔室操作，便于会诊。X 线影像增强器包含了多个信号转换过程，每个过程都可能存在能量的损耗并导致信号的丢失，因此在低剂量的 X 线透视检查中容易产生噪点，同时其本身的特征可能会导致图像产生枕状变形及伪影。

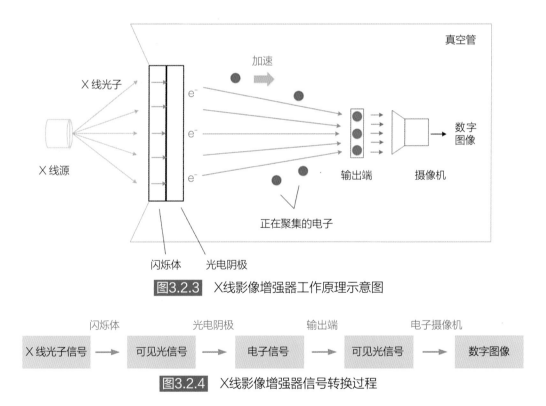

图3.2.3　X线影像增强器工作原理示意图

图3.2.4　X线影像增强器信号转换过程

4．其他新型探测器　随着能谱 CT 的迅速发展和广泛研究，以双层探测器和光子计数探测器为代表的新型能谱探测器得到越来越多的关注和应用。双层探测器的两层闪烁体材料不同，上一层材料只吸收低能 X 线光子并允许高能光子穿过，下一层材料用于吸收高能光子，利用各层产生的电流信息解析得到高、低能谱段投影数据并用于双能成像。而光子计数探测器由半导体探测器及快速专用集成电路组成，在用于医学诊断的 X 线能量范围内具有较高的量子效率，可灵活设置能量阈值，并可消除低能电子学噪声的干扰，通过对被检物体的一次扫描可以同时获得多个能量段的光子计数。

通过能谱探测器技术来实现在单次辐射剂量下获得可变能谱段的投影数据，从而进行多能动态组合成像，会是后续实现口腔影像能谱成像的一个主要技术路线。

5. 探测器的选择与评价　目前主流的口腔 CBCT 系统大多采用平板探测器，在评估和选择平板探测器时应注意以下几点：①探测器物理尺寸：物理尺寸对成像区域大小有明显影响。理想的探测器物理尺寸应能完全覆盖当前扫描系统下需要获取的投影数据，又要足够紧凑小巧，从而适应和满足实际应用。②探测器单位像素尺寸：探测器单位像素尺寸取决于单位面积内薄膜晶体管矩阵大小，其对 CBCT 系统的空间分辨率有明显影响。③探测器的探测效率：是指探测器实际测到的粒子数与在同一时间间隔内全部发射到探测器上的粒子数的比值，主要用于评估入射 X 线的检测效率和噪点数量，其会影响低剂量 CBCT 成像下的影像表现。

二、X 线发生器

X 线发生器又称 X 线源，是 CBCT 系统的另一个核心部件。X 线发生器通常由 X 线球管、油箱、高压变压器、控制器等构成。从曝光方式上，X 线发生器可分为连续型 X 线发生器和脉冲型 X 线发生器。

1. 连续型　连续型 X 线发生器是指在扫描曝光开始到曝光停止的过程中，射线发生器持续出束，X 线一直在发射。

2. 脉冲型　脉冲型 X 线发生器的射线产生原理与连续型 X 线发生器一致，只是过程中对外加高压进行控制，让其脉冲驱动 X 线管阴极发射电子束来轰击阳极靶从而产生 X 线。脉冲型 X 线的脉冲宽度（单次出束的持续时间）和脉冲频率（每秒多少次脉冲）是其重要性能参数，与探测器的采集帧频一起决定了投影数据的采集疏密程度。

对于患者来说，扫描过程中采用连续型 X 线发生器代表在曝光时间内会受到持续的照射，而脉冲型 X 线发生器可以使患者受照剂量减小。但是脉冲型 X 线发生器的工艺和控制系统都更复杂，稳定性要求也更高，维护和维修的成本都更高。

第三节　图像重建算法

在 CBCT 系统中，通过核心器件和扫描装置进行旋转拍摄获取到一系列二维投影数据，利用这些投影数据进行重建最终得到三维 CBCT 影像。目前 CBCT 系统中的图像重建方法可以分为两种：解析算法和迭代算法。

一、解析算法

解析算法以 Feldcamp 等提出的 FDK 算法为代表。FDK 算法是滤波反投影法（filtered back projection，FBP）在三维锥形束 CT 圆形扫描轨迹（图 3.3.1）中的推广形式。该算法以中心切片定理为基础，即密度函数 $f(x, y)$ 在某一方向上的投影函数 $P\theta(t)$ 的一维傅里叶变换函数是密度函数 $f(x, y)$ 的二维傅里叶变换 $F(u, v)$ 在 (u, v) 平面上沿同一方向过原点直线上的值。此定理证明了投影重建的可能性，成为滤波反投影重建算法的理论依据。根据这一理论，如果在不同投影角度下取得足够多的投影数据并进行傅里叶变换，变换后的数据将充满整个 (u, v) 平面，再对其进行傅里叶反变换则可以得到原始的密度函数 $f(x, y)$。

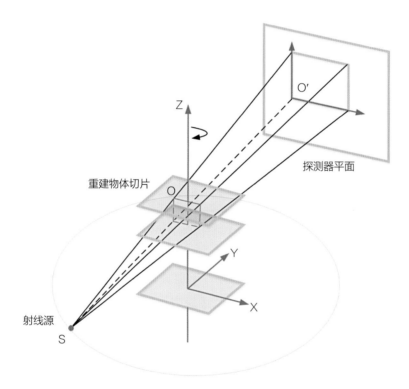

图3.3.1　三维锥形束CT圆形扫描轨迹示意图

圆轨道锥束 FDK 算法只在中心层面为精确重建，是一种近似重建方法。重建过程分为三个步骤（图 3.3.2）。

1. 加权　通过乘上余弦函数完成对锥束射线二维投影数据的加权操作，即对反投影路径上的投影强度进行修正。

2. 滤波　利用滤波器对加权过的二维投影数据逐行进行一维滤波。

3. 反投影　将滤波后的投影值按其原路径分配到待重建图像的每一点上，将所有角度下的投影值叠加后得到待重建点的体素强度。

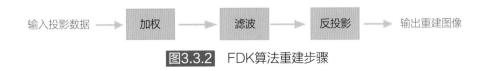

输入投影数据　➡　加权　➡　滤波　➡　反投影　➡　输出重建图像

图3.3.2 FDK算法重建步骤

FDK 算法实用性强、重建速度快、稳定性较好，且能基本消除中小锥角对图像的影响，是目前口腔 CBCT 的主流重建方法。

解析算法作为一种近似的重建算法，在大锥角下图像会产生明显的噪声及伪影。另一种更为精确的三维影像重建方法是迭代算法。

二、迭代算法

迭代算法通过求解关于像素与投影数据的线性方程组来重建图像。在迭代过程中，上一次运算的结果将作为初值代入下一次运算中，其原理是利用系统尺寸矩阵进行推演，将其结果与真实数据做比对，修正偏差，再对修正后的数据继续进行推演、与真实数据比对、继续修正，这样重复进行，直至重建出原始物体形状。

相比于其他重建方法，全迭代重建是对 X 线束从焦点到探测器的整个光学采集过程建立多个模型，不仅考虑了噪声模型，还包括解剖模型、几何模型和系统模型等平台。在重建过程中确立数据统计模型以及图像统计模型，考虑到了焦点尺寸、X 线束宽度、体素大小、探测器像素尺寸和光束与探测器之间的相互作用等因素，并且通过不断迭代来减少扫描模型与采集数据之间的差异，最终更真实准确地还原扫描信息，获取最优化的图像。全迭代重建算法目前在临床上主要应用于 MDCT，包括 GE 的基于模型的迭代重建（model-based iterative reconstruction，MBIR）[1]、Philips 的全模型迭代重建（iterative model reconstruction，IMR）[2] 和 Toshiba 的基于正投影模型的迭代重建（forward projected model-based iterative reconstruction solution，FIRST）[3]。

迭代算法虽然相较解析算法更为精确，且能够在投影数据信噪比较低或者数据不完全的情况下获得较高质量的重建图像，但其涉及大量计算，导致重建耗时长且对设备硬件计算能力要求较高，因此在口腔 CBCT 系统中未被广泛使用。

第四节　关键图像性能指标

图像的准确性和清晰度是临床诊断和治疗的保证，因此需要对图像性能指标进行评价。在临床应用中，CBCT 系统的图像性能指标主要分为图像分辨率和图像噪声水平两方面。

一、图像分辨率

CBCT 系统的图像分辨率主要指密度分辨率（又称低对比度分辨率）和空间分辨率（又称高对比度分辨率）两种。

密度分辨率（低对比度分辨率）定义为：当细节与背景之间对比度较低时，将细节从背景中鉴别出来的能力。密度分辨率用于描述成像系统中区分密度差异较小的组织的能力。常用的量化对比方法包括在一定表面剂量下能从背景中分辨出与其对比度很低的圆孔的一定大小（图 3.4.1）。密度分辨率与照射剂量相关，因此评价密度分辨率时需要明确使用的照射剂量。

空间分辨率（高对比度分辨率）定义为：在高对比度的情况下鉴别细微处的能力，即显示最小体积病灶或结构的能力，反映了图像的空间详细程度。常用单位长度内包含可分辨的黑白"线对"数表示：每毫米线对数或每厘米线对数（1p/mm 或 1p/cm）。图像中能够分辨的每毫米线对数越多，其空间分辨率越高。空间分辨率的测量方法一般有：①经典法：对线对卡（也称 X 线分辨率测试卡）模体进行扫描，这种模体上会有几组宽度越来越小的明暗相间的线对，以图像中主观能分辨的每毫米线对数的极限作为其分辨率（图 3.4.2）。②傅里叶分析法：通过扫描特定的模体来选取图像中包含最大灰度值区域和最小灰度值区域边界的部分，计算调制传递函数（modulation transfer function，MTF）。MTF 是用空间频率来表示输出调制度和输入调制度的比值，在数值上是以空间频率为变量的光学传递函数的绝对值[4]。

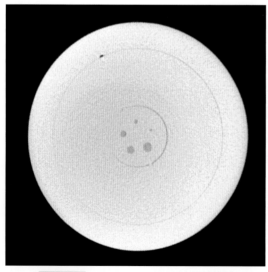

图3.4.1 密度分辨率模体扫描图像

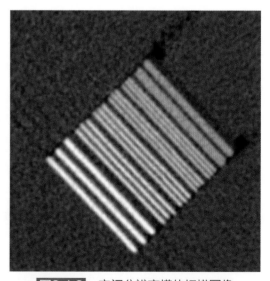

图3.4.2 空间分辨率模体扫描图像

二、图像噪声水平

CBCT 系统的噪声在图像中的表现为一系列与图像无关的灰色散点，会降低图像质量。噪声的主要来源包括以下两点：①量子噪声（量子斑点），产生的原因是光子探测过程中的不确定性，无法完全消除，表现为图像中的灰点随机分布。光子数目增加时，量子噪声会减少，因此可以通过增强电流来减少量子噪声，但同时会带来患者照射剂量的增加，需进行权衡。②结构噪声，来源于探测器像素间的性能差异。这种物理差异带来的噪声会在每幅图像中的相同位置出现。探测器像素间的性能差异越小，结构噪声越少。

由图 3.4.3 可见，左图受到较大噪声的污染。软组织区域的亮度本应是均匀的，但由于噪声的影响，软组织区域出现图像亮度随机变化，且降低了图像内某些特征尤其是低对比度结构特征的可见性，严重影响图像质量，给临床诊断造成一定程度的干扰。

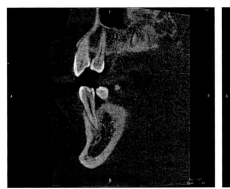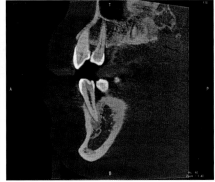

图3.4.3 噪声对图像质量的影响

第五节 主要技术参数

除了图像性能指标，CBCT 系统还有以下几个主要技术参数。

一、成像视野

成像视野指的是 CBCT 系统根据原始投影数据重建断层图像的范围，通常表示为三维影像的直径 × 高度。

成像视野与 CBCT 系统射线照射野的大小（取决于射线源部分的准直设计）、探测器接收影像的范围（取决于探测器本身尺寸和准直设计）、系统几何参数（取决于射线源、旋转中心、探测器平面之间的相对距离）等相关。成像视野的大小会影响投影数据的大小和最终三维影像的尺寸，因此，需根据不同临床诊断需求合理考虑成像视野的设置。

一般来说，一个 CBCT 系统会设计有多种不同尺寸的成像视野（图 3.5.1）。临床中一般将 CBCT 的成像视野分为 4 个等级[5]：覆盖数颗牙齿（D 级，常称为小视野。空间分辨率更高，更清晰，适合根管治疗、修复等对局部精度要求很高的场合）、覆盖全牙列（I 级，常称为中视野。一次扫描可拍摄上下颌全牙列，并可覆盖上颌窦大部分，适用于全科诊疗需求，包括颌面外科、正畸、种植等）、覆盖整个颌面部（P 级，常称为大视野。覆盖整个颌面，适用于三维正畸，相较于普通的头影测量片，可以提供更多牙齿在颊舌向的位置信息以及牙槽骨信息等）、覆盖头部大部分区域（F 级，常称为超大视野。适用于三维正畸、颌面创伤检查和修复、气道检查等）。选择不同的成像视野，患者接受的有效剂量不同，通常视野与有效剂量呈正相关[6]。

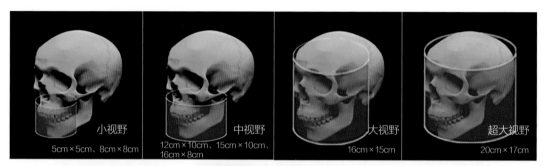

图3.5.1　多种成像视野

二、投影数量和扫描角度

在旋转过程中，CBCT 系统会每隔特定角度采集一幅患者图像，这些图像也称为投影数据，其数量称为投影数量；而扫描角度指的是对患者进行曝光采集投影数据的总角度，通常为 360°，部分 CBCT 设备也会提供更少旋转角度的模式（比如 180°）。在不同的 CBCT 系统中，投影数量和扫描角度的不同会带来曝光时间和患者剂量的差异，也会造成重建时间和图像质量的不同。当前，利用稀疏扫描角度下投影数据的成像技术是近年来低剂量 CT 成像的研究方向之一[7-8]。

三、管电压和管电流

管电压是指加载在 X 线球管阴阳两极之间的电压，决定了 X 线的能量；管电流是指通过 X 线球管阴极灯丝的电流，决定了 X 线的强度。X 线发生器的管电压和管电流均与辐射剂量呈正相关，降低管电压或管电流可有效降低辐射剂量。但降低管电压和管电流会有负面效果，即减少 X 线的穿透性，增加图像噪声，降低图像质量，进而影响临床诊断。

通常 CBCT 系统中的管电压设置值为 60～120 kV，管电流设置值为 2～10 mA。在临床应用中，面对不同的诊疗目的和患者类型，应采取不同的管电压或管电流条件，从而在达到理想图像质量的同时，避免患者遭受不必要的剂量照射。比如 CBCT 应用于牙齿种植时，若曝光条件选择设备典型管电压（如 90 kV 或 100 kV），则考虑到实际应用中种植患者一般为成年人，因此对于管电流，可根据患者体型选用中档或高档管电流，一般为 4~6 mA。而当 CBCT 应用于牙体牙髓病诊疗领域时，对于图像清晰度有较高的要求，曝光条件通常选择设备最高管电压（如 100 kV 或 110 kV），管电流应依据患者年龄和体型进行选择：儿童患者可考虑中档或略偏低的电流档位，如 3~4 mA；成人患者则考虑中档或高档电流，如 4~6 mA。

四、焦点尺寸

焦点尺寸是 X 线发生器的重要技术指标。实际焦点尺寸是指电子经过聚焦后在阳极靶材料上的瞬间轰击面积，而在描述 CBCT 系统中 X 线发生器的焦点尺寸时，通常指的是有效焦点尺寸，即实际焦点尺寸在 X 线透射方向上的投影尺寸。实际焦点尺寸通常会表述为焦点尺寸标称值，我国医药行业标准 YY/T 0063—2000 中给出了焦点尺寸标称值与实际焦点尺寸的对应关系。需要注意的是，焦点尺寸标称值无量纲，每个焦点尺寸标称值对应两个方向的实际焦点尺寸允许范围，参见表 3.5.1。CBCT 系统中的 X 线球管的焦点尺寸标称值通常为 0.3~0.7。

表 3.5.1　焦点尺寸标称值对应实际焦点尺寸最大允许值

焦点尺寸标称值	焦点尺寸最大允许值	
	宽度 /mm	长度 /mm
0.3	0.30 ~ 0.45	0.45 ~ 0.65
0.4	0.40 ~ 0.60	0.60 ~ 0.85
0.5	0.50 ~ 0.75	0.70 ~ 1.10
0.6	0.60 ~ 0.90	0.90 ~ 1.30
0.7	0.70 ~ 1.10	1.00 ~ 1.50

焦点尺寸大小会显著影响 X 线成像系统的图像质量，是决定系统极限空间分辨率的主要因素之一。焦点尺寸大会降低图像的空间分辨率（图 3.5.2）。此外，随着 X 线球管的使用，阳极靶表面会变得粗糙进而凹凸不平，而阴极灯丝由于老化会改变形状，两者都

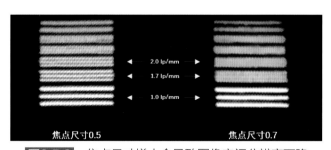

图3.5.2　焦点尺寸增大会导致图像空间分辨率下降

会在一定程度上导致焦点尺寸的变化。因此，可通过焦点尺寸的变化来评估 X 线球管的老化程度。

五、SID 和 SSD

SID（source to image receptor distance）指 X 线发生器中的球管焦点至影像接收器的距离，SSD（source to skin distance）指球管焦点至患者皮肤表面的距离。SID 和 SSD 共同影响了 CBCT 系统的几何成像性能及影像接收器处的辐射剂量。通常在 CBCT 系统中，SID 为固定值，SSD 则根据摄影模式、患者位置等略有不同。

CBCT 系统在设计时需综合考虑成像放大倍数、图像分辨率、患者与设备的位置关系、患者处和影像接收器表面的辐射剂量等来确定 SID 和 SSD，在保证影像质量的同时进行最优化选择。

六、设备集成度

我国国家职业卫生标准 GBZ 130—2020 中对 X 线设备机房的最小使用面积和最小单边长度有着明确要求，并且规定每台固定使用的 X 线设备应设有单独的机房，且机房应满足使用设备的布局要求。因此，设备集成度及占地面积是医院或诊所进行采购时必然会考虑的因素。坐式 CBCT 系统或卧式 CBCT 系统通常仅具有单一 CBCT 拍摄功能，无法进行全景片或头影测量片拍摄，这意味着医院或诊所必须另行投资建设其他 X 线设备机房。市面上常见的立式 CBCT 设备多为"三合一"设备（图 3.5.3），仅需一间设备机房即可同时实现 CBCT、全景片、头影测量片的拍摄，有效地减少了口腔医疗机构的基建成本。

近年来，为了满足更丰富、灵活的临床诊断需求和诊疗精度，进一步出现了集 CBCT、全景片、头影测量片、口内片摄影功能于一体的"四合一"口腔影像产品（图 3.5.4）。该

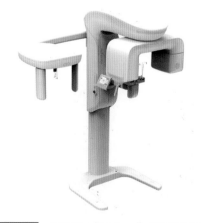

图3.5.3 某国产"三合一"CBCT产品

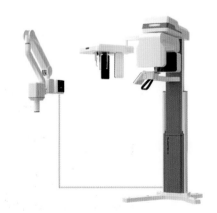

图3.5.4 某国产"四合一"CBCT产品

产品在"三合一"的基础上，将常规牙齿疾病诊断必备的口内片摄影功能进一步集成，实现了口腔临床 X 线影像的全覆盖，为场地受限用户提供一套口腔 X 线影像系统一体化解决方案，将口腔医疗机构所需机房数量减少为一间，降低了用户基建及设备采购、维护、使用的成本。

七、扫描剂量

扫描剂量是 CBCT 系统的重要指标之一。CBCT 系统在不同典型曝光模式下会有不同的曝光电压和电流，这会直接影响扫描剂量的大小；其次，光机的固有滤过、曝光时间、SID 等的不同都会影响影像接收器端接收到的辐射剂量大小。因此，不同的 CBCT 系统在辐射剂量方面都会有所差异，通常 CBCT 系统制造商会给出其产品对应的辐射剂量范围。

在描述 CBCT 系统剂量时，常用的有两个参数：比释动能（KERMA）和剂量面积乘积（dose area product，DAP）。通过测量 KERMA 值可以获得某一点的吸收剂量（详见第二章第四节"辐射物理学中的常用物理量"），是"点"的概念。而 DAP 的测量表征了辐射束的横截面积与该面积范围内吸收剂量平均值的乘积（单位通常为 $\mu Gy \cdot m^2$），是"面"的概念。在不同 CBCT 设备的扫描剂量对比中，应考虑图像质量、视野大小以及测量方法的影响。

八、其他

在临床使用中，患者的拍摄舒适度和医生的操作便捷性也是考量 CBCT 系统的重要指标，因此在口腔 CBCT 系统的设计中需要综合考虑。当前在临床中常见的坐式以及立式 CBCT 系统，通常都会配有对应的辅助患者固定装置（图 3.5.5），用于保证患者在扫描过程中的稳定性，避免影响图像质量。目前，很多 CBCT 系统中配有触摸屏装置（图 3.5.6），有利于医生操作和提示患者，有助于提高设备操作过程中的检查效率和安全性。

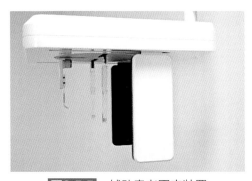

图3.5.5 辅助患者固定装置

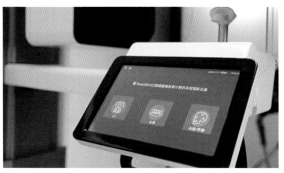

图3.5.6 触摸屏装置

第六节　总结

CBCT 系统的核心器件和重建算法决定了 CBCT 系统的关键图像性能。此外，成像视野、投影数量、管电压和管电流、焦点尺寸、系统几何参数、设备集成度和扫描剂量等主要技术参数也是 CBCT 系统选型和评价的重要指标。在选择和评价 CBCT 系统时，需要针对不同的应用场景和需求来进行综合考量。

参考文献

[1] Chang W, Lee J M, Lee K, et al. Assessment of a model-based, iterative reconstruction algorithm (MBIR) regarding image quality and dose reduction in liver computed tomography. Invest Radiol, 2013, 48(8): 598-606.

[2] Oda S, Utsunomiya D, Funama Y, et al. A knowledge based iterative model reconstruction algorithm: can super-low-dose cardiac CT be applicable in clinical settings? Acad Radiol, 2014, 21(1):104-110.

[3] Wu R, Hori M, Onishi H, et al. Effects of reconstruction technique on the quality of abdominal CT angiography: a comparison between forward projected model-based iterative reconstruction solution (FIRST) and conventional reconstruction methods. Eur J Radiol, 2018, 106: 100-105.

[4] Zhou Z, Gao F, Zhao H, et al. Improving the accuracy of MTF measurement at low frequencies based on oversampled edge spread function deconvolution. J Xray Sci Technol, 2015, 23 (4): 517-529.

[5] Araki K, Maki K, Seki K, et al. Characteristics of a newly developed dentomaxillofacial X-ray cone beam CT scanner (CB MercuRayTM): system configuration and physical properties. Dentomaxillofac Radiol, 2004, 33(1): 51-59.

[6] De Vos W, Casselman J, Swennen G R. Cone-beam computerized tomography (CBCT) imaging of the oral and maxillofacial region: a systematic review of the literature. Int J Oral Maxillofac Surg, 2009, 38(6): 609-625.

[7] 谢德华，陈平. 基于稀疏采样的 CT 快速成像方法研究. 中国体视学与图像分析，2017，22 (4)：443-449.

[8] 齐泽瑶，王远军. 基于全变分模型的 CT 不完全角度重建算法研究进展. 中国医学物理学杂志，2019，36 (2)：180-184.

第四章

口腔颌面锥形束 CT 的剂量、伪影与 CT 值

随着 CBCT 越来越多地在各类医疗机构中得到普及并在口腔临床中广泛应用，CBCT 的辐射剂量、伪影和 CT 值越来越受到关注。这一章将对这些问题进行阐述和总结。

第一节 辐射剂量

一、口腔锥形束 CT 的辐射剂量

常见口腔 X 线影像设备的辐射剂量（也称剂量）如表 4.1.1 所示。

表 4.1.1 典型口腔 X 线影像设备的患者有效剂量[1-3]

X 线影像设备	影像类型	有效剂量（μSv）
口内牙片机	口内根尖片	5 ~ 9.5
头影测量摄影机	头颅正 / 侧位片	3 ~ 6
口腔曲面体层摄影机	口腔全景片	10 ~ 88
口腔锥形束 CT（小视野，≤ 5 cm × 5 cm）	CBCT 图像	19 ~ 44
口腔锥形束 CT（中视野，≤ 16 cm × 8 cm）	CBCT 图像	28 ~ 265
口腔锥形束 CT（大视野，覆盖颌面部）	CBCT 图像	68 ~ 368
螺旋 CT（口腔用）	CT 图像	534 ~ 2100

CBCT 与传统全身 CT（例如多排螺旋 CT）相比，辐射剂量更低；但相比口内根尖片、全景片等传统二维影像拍摄技术，其辐射剂量仍较大。因此，在临床应用前应进行正当化判断。

二、辐射实践正当化判断

1. 当没有症状或体征时，CBCT 不能作为常规的口腔放射检查来排除可能患有的口腔疾病　2010 年美国牙体牙髓学会（American Association of Endodontics，AAE）与美国口腔颌面放射学会（American Academy of Oral and Maxillofacial Radiology，AAOMR）共同提出了有关 CBCT 在牙体牙髓病中的应用推荐，建议只有在复杂牙体牙髓疾病的诊断或治疗中使用 CBCT[4-5]，且在使用 CBCT 前需进行病史的采集和临床检查[6-7]。当没有症状或体征时，CBCT 不能作为常规的口腔放射检查来排除可能患有的口腔疾病。

2. 使用口腔 CBCT 检查时应严格筛选适应证　与成人相比，儿童及青少年对辐射的敏感性更高，辐射造成的潜在危害更大[6]。而在口腔正畸专业就诊的患者多为青少年[8]，所以对其进行 CBCT 检查时更应严格筛选适应证，避免造成不必要的辐射伤害。

3. 对怀孕或可能怀孕的妇女进行口腔 CBCT 放射检查时没有额外的禁忌事项　欧盟委员会指定的欧洲牙科放射防护指南指出[9]：由于 CBCT 的有效剂量范围对发育中胎儿造成危害的风险很低，如果临床使用的前提和目的是合理的，那么对怀孕或可能怀孕的妇女进行 CBCT 放射检查时没有额外的禁忌事项。在口腔颌面临床应用领域，CBCT 放射检查过程中患者是无需使用铅防护围裙的，目前一些国家仍然采用（或建议使用）铅围裙用于安抚患者情绪。

三、剂量优化措施

在实践中，辐射防护最优化原则（as low as reasonably achievable，ALARA）已成为一个基本共识。该原则可简述为：在考虑经济、社会因素的前提下，应使个人剂量、受照人数以及潜在照射处于合理且可做到的尽可能低的程度。

按照此原则，对于口腔 CBCT 的使用，应在保证诊断影像质量的前提下，采用可合理实现的相应措施或手段，尽可能地降低受检者的受照剂量[10-14]。以下为一些常见的剂量优化措施。

1. 成像视野的优化选择　根据诊疗目的和患者类型，对成像视野进行合理选择是非常必要的，也是降低患者受照剂量的有效手段之一。在口腔医疗领域，医生在临床诊断或治疗中，并不是关注整个头部，往往只关注部分特定牙齿、全部牙列或颌面部等局部感兴趣区域（region of interest，ROI）。因此，在扫描过程中，X 线曝光区域只在 ROI 区域而非整个头部，这能够在很大程度上避免对其他非诊疗关注区域的不必要射线照射，从而减少患者受照剂量。

目前大部分 CBCT 系统配有多个扫描视野，来配合不同的临床需求和患者类型。因此，根据辐射防护最优化原则，在诊疗过程中，医生应针对特定的患者状况和诊疗目的，为其扫描检查选择一个合理的扫描视野，避免产生不必要的受照剂量。

2. 曝光参数的优化选择

（1）降低管电流：对于口腔 CBCT，扫描过程中的辐射剂量与设定的管电流大小成正相关。因此，降低扫描中的电流值能够有效降低 CBCT 系统的患者受照剂量。但同时，降低管电流会直接导致投影域中引入大量的统计噪声，造成重建图像噪声水平升高，同时在一定程度上降低图像的低对比度分辨率（图 4.1.1）。

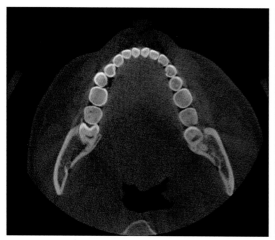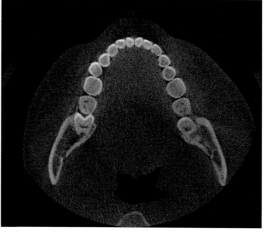

图4.1.1　降低电流带来的图像质量下降

左图为 100 kV，4 mA；右图为 100 kV，1 mA。

为了兼顾辐射剂量和图像质量两方面，目前市面上部分 CBCT 设备会配备相应的“低剂量”扫描模式。建议在临床使用中选择相应的“低剂量”模式来减少患者受照剂量。

（2）降低管电压：辐射剂量与管电压的平方成正比，降低管电压可有效降低辐射剂量。目前，常见的 CBCT 系统都支持手动选择曝光电压，也有部分 CBCT 系统配有智能管电压调节技术，来自动选择最合适的管电压。自动管电压调节技术可根据患者待扫描部位的衰减特征及检查目的选择最优化的曝光电压，并维持图像合适的噪声水平，兼顾了图像质量及辐射剂量。

需要注意的是，管电压的下降也会带来 X 线穿透能力的下降和噪声水平的增加，影响重建图像质量。因此，管电压的选择需结合图像质量和患者类型来综合考虑。面对小体型患者或儿童患者时，可适当降低管电压。

（3）缩短曝光时间：CBCT 系统的旋转过程中，X 线发生器和影像接收器会围绕患者头部采集一系列的投影数据，而曝光时间是由采集的投影数量、探测器的采集帧频（一秒内捕获的图像数量）和扫描角度共同决定的。在保证图像质量可接受的前提下，减少投影数量或减小扫描角度通常意味着曝光时间的缩短，从而使患者受照剂量降低。曝光时间通常不可由用户直接调节，但一些 CBCT 系统会提供特定的扫描模式，这些扫描模式会通过减小扫描角度、加快扫描速度来实现曝光时间的缩短，从而达到降低患者受照剂量的目的。

需要注意的是，曝光时间缩短往往会使图像采样信息不足，造成重建图像空间分辨率下降。因此，在满足诊疗要求的前提下，需综合考虑曝光时间的选择。

第二节 伪影

由于 CBCT 的基本原理和实际系统的软件及硬件条件限制，临床所见的 CBCT 影像往往会出现伪影，这些伪影在一定程度上影响了图像的质量。常见的伪影有硬化伪影、运动伪影、金属伪影、环形伪影、截断伪影等。

一、硬化伪影

硬化伪影是由实际 X 线能谱的多色性导致的。当有一定能谱宽度的 X 线束穿透物体时，其能谱随着穿透厚度的变化而变化，这是因为不同能谱的射线与同一种物质作用后衰减情况不同。一般来说，低能射线（或称为软射线）相对于高能射线（或称为硬射线）而言更容易被物体吸收，反映在衰减过程中就是物质在低能量下衰减系数比较大，在高能量下衰减系数比较小。穿过物体的射线能谱组成发生了一定变化（穿过物体后的 X 线平均能量高于穿过物体前的平均能量），这种现象为"射束硬化现象"，其产生的伪影称为"硬化伪影"。

硬化伪影在图像中主要表现为两种形式：一种是杯状伪影，表现为在同一种物质的重建图像中，靠近中心部分 CT 值较低，靠近边缘部分 CT 值较高，其形状类似于杯底，故称为"杯状伪影"；另一种为条状伪影，表现为高衰减物质之间有条状暗纹（图 4.2.1）。

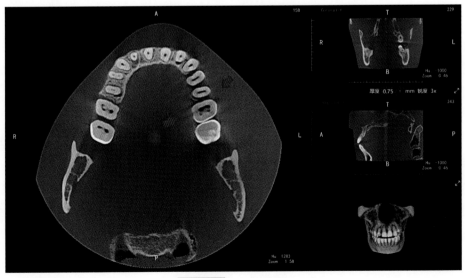

图4.2.1 条状伪影

目前，硬化伪影的校正方法主要有滤波片校正法[15]、线性化校正法[16-17]、双能校正法[18-19]和迭代重建法[20-21]等。CBCT 系统中最常用的方法为滤波片校正法（硬件滤波法），主要通过在 X 线发生器和扫描物体之间添加相应的高通滤波片（比如一定厚度的铝片或铜片），从而过滤低能射线部分。该方法简单易行，但会使射线损失强度、剂量降低，从而影响重建图像质量。因此，对于滤波片的材质、厚度等参数的选取，需结合图像质量和校正效果进行综合考虑。

二、运动伪影

运动伪影的成因通常分为两种：患者扫描过程中的晃动以及设备自身不稳定。在 CBCT 系统整个扫描过程中（时长通常为 5 ~ 40 s），患者很难保持绝对静止，会出现一定程度的晃动；其次，系统中机械部件本身在旋转扫描过程中也有出现一定程度晃动或抖动的可能。这些运动都会造成图像上出现一定程度的伪影，严重的晃动会造成图像中有明显的阴影或条状发散伪影，从而影响清晰度和结构细节的显示（图 4.2.2）。

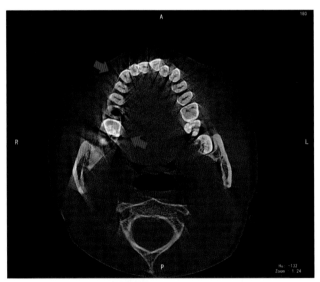

图4.2.2 运动伪影

目前减少运动伪影的方法可以从患者自身和 CBCT 系统两方面考虑：①嘱咐患者家属提醒并监督儿童在照射过程中保持不动，对成年患者则在曝光前尽量交代清楚，嘱其努力保持曝光过程中的稳定性；②扫描中使用 CBCT 设备配备的患者固定装置来减少其晃动的可能性；③对 CBCT 扫描模式进行改进，比如加快扫描速度、减少投影数量等，从而缩短扫描时间；④采用图像后处理，对运动伪影进行校正或消除；⑤通过立柱固定、自身配重来保证系统装置的稳定性，并在系统装置验收过程中对抖动或晃动情况进行检验。

三、金属伪影

口腔各科治疗都会涉及各种不同的金属材料，包括牙体牙髓的填充物、种植体、正畸科的金属托槽、口腔颌面外科的钛板等，大多用高密度材料制成。由于金属填充物和种植体材料有很强的 X 线衰减能力，因此，在 CBCT 系统中金属伪影非常普遍。CBCT 图像中的金属伪影主要来源于密度不同的物体相互间的硬化效应、空洞效应、容积效应以及衍射、散射等多种因素[22]。

金属伪影的形成原因较为复杂，在图像中通常表现为放射状的条纹（图 4.2.3）。

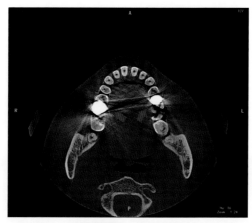

图4.2.3　金属伪影

减少金属伪影主要体现在以下两方面：一是扫描时去除患者不必要的金属物，扫描前医生会告知患者移除体表的金属物质，避免图像受其影响；二是图像后处理中对金属伪影进行校正，常用的方法有内插值法[23]、经验法[24]、迭代校正法[25-26]等。目前，一部分 CBCT 系统配备的金属伪影校正功能已能够很好地去除放射状条纹并还原金属物质形态（图 4.2.4）。

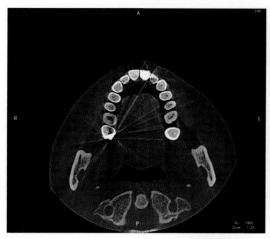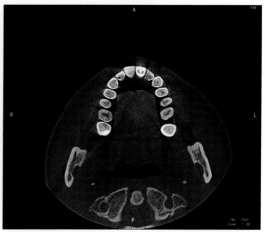

图4.2.4　金属伪影校正效果

注：左图为校正前，右图为校正后。

四、环形伪影

环形伪影表现为以图像重建中心为圆心且灰度值区别于周围像素的一系列同心圆环（图 4.2.5），其形成原因主要有：①平板探测器中的单个探测元发生故障和损坏；②因加工工艺限制，探测器中各探测单元的灵敏度和效率很难达到一致；③数据采集系统以及积分板散热不良等硬件故障。

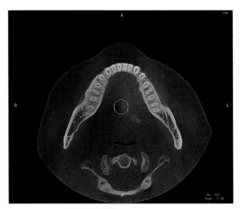

图4.2.5　环形伪影

在口腔 CBCT 图像中一般很少能看到环形伪影，因为厂商在质量检测阶段往往会发现探测器存在的问题。若在临床影像中出现环形伪影，则需要厂商对 CBCT 系统重新校准或维修。

五、截断伪影

投影数据的截断（图 4.2.6）会导致图像中出现截断伪影，通常表现为在重建图像外围出现高亮圆环伪影（图 4.2.7），影响图像质量。

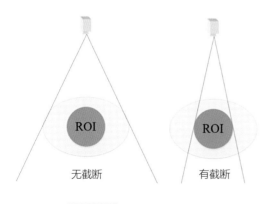

图4.2.6　投影数据截断

注：ROI，感兴趣区域。

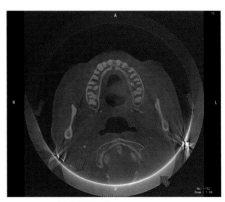

图4.2.7　截断伪影

投影数据的截断除了带来伪影，还会引入重建值误差，降低 CT 值的准确性。为了消除这种投影数据截断的影响，通常会用插值或曲线拟合等方法对截断的投影数据进行"补全"，再进行重建。

在 CBCT 系统中，伪影的产生与拍摄过程中患者的运动、患者本身解剖结构、探测器性能等有关，不同伪影的表现形式也不同。值得注意的是，在实际应用中伪影的产生很难避免，但通过图像后处理技术可以使其在最终的重建图像中消除或减弱，从而避免伪影对图像诊断的不良影响。

第三节　CT 值

一、CT 值的定义

CT 值是对人体某一局部组织或器官的 X 线衰减能力（与组织密度正相关）的一种量化表征，通常以 HU（Hounsfield unit）作为单位。CT 值是由人体组织、器官的衰减系数值换算而来的，其换算公式为：

$$CT值 = \frac{\mu - \mu_水}{\mu_水} \times 1\,000$$

其中 μ 和 $\mu_水$ 分别为待换算物质和水的线衰减系数值。根据以上定义，水的 CT 值为 0 HU，空气的 CT 值为 –1 000 HU。常见的人体组织 CT 值如表 4.3.1 所示。

表 4.3.1　常见人体组织 CT 值范围

人体组织	平均 CT 值 /HU	人体组织	平均 CT 值 /HU
脑	24 ~ 45	肝	40 ~ 70
脑室	0 ~ 12	胰腺	40 ~ 60
灰质	35 ~ 60	肌肉	35 ~ 50
白质	25 ~ 38	骨头	150 ~ 1 000
肺	-900 ~ -500	脂肪	-120 ~ -80

需要指出的是，临床医学影像领域常说的"灰度值"与 CT 值属于不同的概念。灰度值属于计算机领域的概念，指的是图像中单个像素点的亮度，灰度值越大表示越亮。

二、影响 CT 值准确性的因素

在 CBCT 系统中，影响 CT 值准确性的几个因素包括投影数据的截断、X 线硬化以及散射。其中截断和射束硬化的成因及影响在本章第二节"伪影"部分中已阐述，此处不再赘述。

在成像过程中，散射线偏离了入射 X 线的原始方向，不能反映患者组织衰减的真实信息。对于偏离入射角度较大的散射线，其带来的重建信息误差更大。因此，在螺旋 CT 中，通常在影像接收器端加上后准直用于阻挡这些偏离角度大的散射线。但在 CBCT 系统中，平板探测器接收面积大，无法通过后准直阻挡散射线，因此 CBCT 系统重建所用的投影数据包含了较多散射线的贡献，会造成 CT 值的降低。目前，采用各种散射校正技术会减小这种误差，但还是不能完全避免 CT 值不准确。

目前针对 CBCT 系统散射问题，主要的解决方法可分为预处理和后处理两类。预处理主要是通过硬件技术在影像接收器端进行散射抑制来减少散射信号，但由于用硬件阻挡散射线的方法会减少初始射线，产生较大的图像噪声[27]，因此在口腔 CBCT 中不常采用。在口腔 CBCT 中多采用后处理技术进行散射校正，其核心是在散射信号产生后通过算法将其滤除。常用的有散射估计方法、基于卷积模型的方法等[28]。散射估计方法的主要依据是对系统散射的准确估计，即需要对原始投影过程中的散射强度进行准确估计，再利用投影补偿进行校正；对系统散射进行估计的方法包括基于蒙特卡罗模拟的方法[29-30]、基于部分散射测量的方法[31-32] 以及基于解析模型的方法[33-34] 等。基于卷积模型的方法原理是将散射点扩散函数看作一个卷积核与重建图像做卷积运算，再引入合适的散射加权系数计算得出总体散射分布，原始图像减去这个散射分布就能得到散射校正后的图像[35]。

第四节　总结

口腔 CBCT 在使用时，应在保证诊断影像质量的前提下，尽量采用合适的模式降低受检者的受照剂量。在 CBCT 使用过程中，图像会伴随各种伪影以及 CT 值误差，掌握其成因和特征并加以甄别对临床诊断至关重要。

参考文献

[1] HPA Working Party on Dental Cone Beam CT Equipment. HPA-CRCE-010: Guidance on the Safe Use of Dental Cone Beam CT (Computed Tomography) Equipment. Didcot: Health Protection Agency, 2010.

[2] 李刚. 锥形束 CT 的口腔临床应用——口腔颌面锥形束 CT 放射剂量与放射防护. 中国实用口腔科杂志，2011, 4(10)：577-580.

[3] 韩国嵩，李刚. 口腔常用 X 线检查片的辐射剂量及风险. 中日友好医院学报，2015，29 (2)：105-106, 112.

[4] Horner K, Islam M, Flygare L, et al. Basic principles for use of dental cone beam computed tomography: consensus guidelines of the European Academy of Dental and Maxillofacial Radiology. Dentomaxillofac

Radiol, 2009, 38(4): 187-195.

[5] Special Committee to Revise the Joint AAE/AAOMR Position statement on use of CBCT in Endodontics. AAE and AAOMR Joint Position Statement: Use of Cone Beam Computed Tomography in Endodontics 2015 Update[J]. Oral Surg Oral Med Oral Pathol Oral Radiol, 2015, 120(4): 508-512.

[6] SEDENTEXCT Guideline Development Panel. Radiation protection: cone beam CT for dental and maxillofacial radiology: evidence based guidelines. Luxembourg: European Commission Directorate General for Energy, 2012.

[7] Howerton W B, Mora M A. Use of cone-beam computed tomography in dentistry. General Dentistry, 2007, 55(1):54-57; quiz 58, 79-80.

[8] 杨雪，张祖燕. 口腔颌面锥形束 CT (CBCT) 应用指南的研究现状. 现代口腔医学杂志, 2013, 27 (5)：291-294.

[9] Horner K, Rushton V E, Tsiklakis K, et al. European guidelines on radiation protection in dental radiology: the safe use of radiographs in dental practice. Brussel: European Commission, Directorate-General for Energy and Transport, 2004: 45-63.

[10] Nickoloff E L, Alderson P O. Radiation exposures to patients from CT: reality, public perception, and policy. Am J Roentgenol, 2001, 177(2): 285-287.

[11] Goetti R, Leschka S, Boschung M, et al. Radiation doses from phantom measurements at high-pitch dual-source computed tomography coronary angiography. Eur J Radiol, 2012, 81(4): 773-779.

[12] Bischoff B, Meyer T, Krebs M, et al. Comparison of sequential and helical scanning for radiation dose and image quality: results of the Prospective Multicenter Study on Radiation Dose Estimates of Cardiac CT Angiography (PROTECTION) I Study. Am J Roentgenol, 2010, 194(6): 1495-1499.

[13] Jun B R, Yong H S, Kang E Y, et al. 64-slice coronary computed tomography angiography using low tube voltage of 80 kV in subjects with normal body mass indices: comparative study using 120 kV. Acta Radiologica, 2012, 53(10): 1099-1106.

[14] Hausleiter J, Meyer T S, Martuscelli E, et al. Image quality and radiation exposure with prospectively ECG-triggered axial scanning for coronary CT angiography: the multicenter, multivendor, randomized PROTECTION-III study. JACC Cardiovasc Imaging, 2012, 5(5): 484-493.

[15] Chen S, Xi X, Li L, et al. A filter design method for beam hardening correction in middle-energy X-ray computed tomography. Chengdu: Eighth International Conference on Digital Image Processing (ICDIP 2016), 2016.

[16] Herman G T. Correction for beam hardening in computed tomography. Phys Med Biol, 1979, 24(1): 81-106.

[17] Lifton J J, Malcolm A A, McBride J W. The application of beam hardening correction for industrial X-ray computed tomography. Singapore: Proc. 5th Int. Symp. NDT in Aerospace, 2013.

[18] Alvarez R E, Macovski A. Energy-selective reconstructions in X-ray computed tomography. Phys Med Biol, 1976, 21(5): 733-744.

[19] Zhang R, Thibault J B, Bouman C, et al. Model-based iterative reconstruction for dual-energy X-ray CT using a joint quadratic likelihood model. IEEE Trans Med Imaging, 2014, 33(1): 117-134.

[20] Idris A E, Fessler J A. Segmentation-free statistical image reconstruction for polyenergetic X-ray computed tomography with experimental validation. Phys Med Biol, 2003, 48(15): 2453-2477.

[21] Brabant L, Pauwels E, Dierick M, et al. A novel beam hardening correction method requiring no prior knowledge, incorporated in an iterative reconstruction algorithm. NDT & E International, 2012, 51: 68-73.

[22] 王家柱，许来青，王照五，等. CBCT 金属伪影产生规律研究分析. 中华老年口腔医学杂志, 2016,

14 (4)：230-236.

[23] Kalender W A, Hebel R, Ebersberger J. Reduction of CT artifacts caused by metallic implants. Radiology, 1987, 164(02): 576-577.

[24] Mahnken A H, Raupach R, Wildberger J E, et al. A new algorithm for metal artifact reduction in computed tomography: in vitro and in vivo evaluation after total hip replacement. Invest Radiol, 2003, 38(12): 769-775.

[25] Kyriakou Y, Meyer E, Prell D, et al. Empirical beam hardening correction (EBHC) for CT. Med Phys, 2010, 37(10): 5179-5187.

[26] Lemmens C, Faul D, Nuyts J. Suppression of metal artifacts in CT using a reconstruction procedure that combines MAP and projection completion. IEEE Trans Med Imaging, 2009, 28(2): 250-260.

[27] Kyriakou Y, Kalender W. Efficiency of antiscatter grids for flat-detector CT. Phys Med Biol, 2007, 52(20): 6275-6293.

[28] 邵义文，卢文婷，周凌宏. 锥形束 CT 系统的散射校正方法分析. 中国医学物理学杂志，2008, 25(3)：634-637.

[29] Zbijewski W, Beekman F J. Efficient Monte Carlo based scatter artifact reduction in cone-beam micro-CT. IEEE Trans Med Imaging, 2006, 25(7): 817-827.

[30] Poludniowski G, Evans P M, Hansen V N, et al. An efficient Monte Carlo-based algorithm for scatter correction in keV cone-beam CT. Phys Med Biol, 2009, 54(12): 3847-3864.

[31] Ning R, Tang X, Conover D. X-ray scatter correction algorithm for cone beam CT imaging. Med Phys, 2004, 31(5): 1195-1202.

[32] Niu T, Zhu L. Scatter correction for full-fan volumetric CT using a stationary beam blocker in a single full scan. Med Phys, 2011, 38(11): 6027-6038.

[33] Sun M, Star-Lack J M. Improved scatter correction using adaptive scatter kernel superposition. Phys Med Biol, 2010, 55(22): 6695-6720.

[34] Meyer M, Kalender W A, Kyriakou Y. A fast and pragmatic approach for scatter correction in flat-detector CT using elliptic modeling and iterative optimization. Phys Med Biol, 2010, 55(1): 99-120.

[35] Naimuddin S, Hasegawa B H, Mistretta C A. Scatter-glare correction using a convolution algorithm with variation weighting. Med Phys, 1987, 14(3): 330-334.

第五章

锥形束 CT 影像中的上、下颌骨

上、下颌骨是口颌系统的组成之一，了解其解剖特点对于临床实践十分重要。本章通过 CBCT 展示，着重描述了上颌骨、上颌窦、鼻腭神经管、下颌骨、下颌管、颞下颌关节等解剖结构，为初步接触 CBCT 的口腔医师提供参考。

第一节 上颌骨

上颌骨位于颜面中部，作为中面部的支架，其 CBCT 影像易于辨认。以下给出四个截面经特定点位的观察图。

上颌骨正常结构矢状位：经上颌磨牙层面（图 5.1.1）、经上颌尖牙层面（图 5.1.2）、经腭中缝层面（图 5.1.3）。

上颌骨正常结构水平位：经上牙槽骨中份层面（图 5.1.4）。

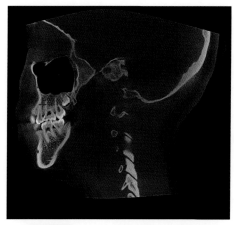

图5.1.1　上颌骨正常结构矢状位
（经上颌磨牙层面）

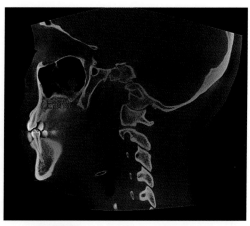

图5.1.2　上颌骨正常结构矢状位
（经上颌尖牙层面）

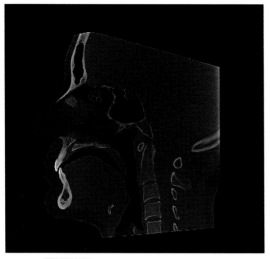 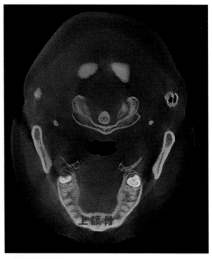

图5.1.3　上颌骨正常结构矢状位
（经腭中缝层面）

图5.1.4　上颌骨正常结构水平位
（经上牙槽骨中份层面）

第二节　上颌窦

　　上颌窦的形状与上颌体一致，可分为一底（base）、一尖（apex）以及前（anterior wall）、后（posterior wall）、上（roof）、下（floor）四壁。其底即为上颌体的鼻面，尖深入上颌骨的颧突，前壁为上颌体的前面，后壁即为上颌体的颞下面，上壁为上颌体眶面，下壁为牙槽突。

　　上颌窦的空间结构的确很难想象，希望大家多多思考。所以大家现在就明白了，为什么我们俗称的"上颌窦内提升"英文用"floor"一词，"上颌窦外提升"英文用"anterior wall"表达。

　　上颌窦正常结构：矢状位（图 5.2.1）、冠状位（图 5.2.2）、水平位（图 5.2.3）。

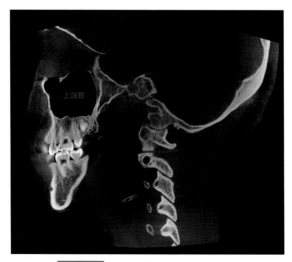

图5.2.1　上颌窦正常结构矢状位

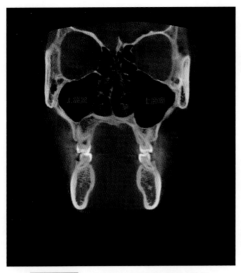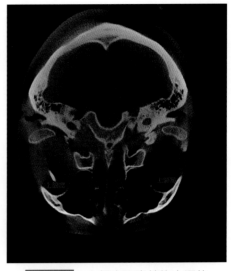

图5.2.2　上颌窦正常结构冠状位　　图5.2.3　上颌窦正常结构水平位

第三节　上颌窦黏膜增厚

上颌窦是各组鼻窦中发育最早的，通常中切牙和侧切牙与窦腔无关联，但是前磨牙，特别是磨牙毗邻上颌窦底部。基于这种解剖学特点，根尖周感染很有可能刺激上颌窦黏膜，从而引起上颌窦黏膜增厚。

病例一

基本信息：患者女性，35 岁。

CBCT 表现：将各视窗中的十字标放置于左侧上颌窦内黏膜增厚的中心（图 5.3.1 至图 5.3.4）。

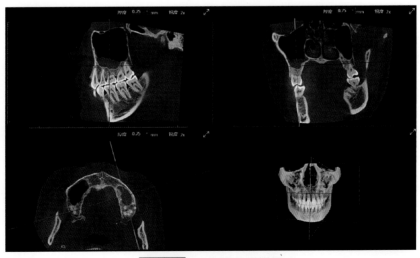

图5.3.1　上颌窦黏膜增厚

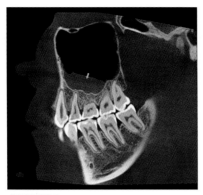

图5.3.2　上颌窦黏膜增厚矢状位

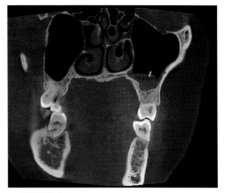

图5.3.3　上颌窦黏膜增厚冠状位

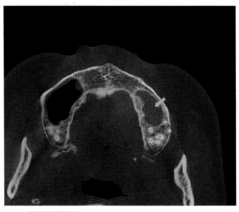

图5.3.4　上颌窦黏膜增厚水平位

病例二

基本信息：患者男性，52 岁。

CBCT 表现：将各视窗中的十字标放置于右侧上颌窦内黏膜增厚的中心（图 5.3.5 至图 5.3.8）。

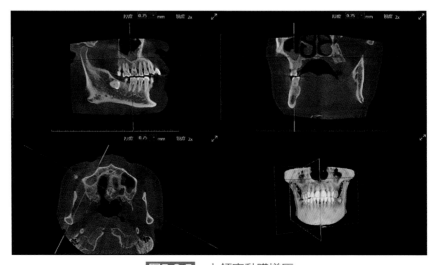

图5.3.5　上颌窦黏膜增厚

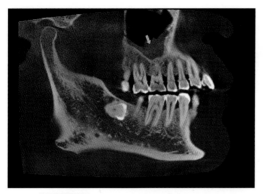

图5.3.6 上颌窦黏膜增厚矢状位

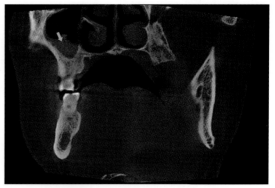

图5.3.7 上颌窦黏膜增厚冠状位

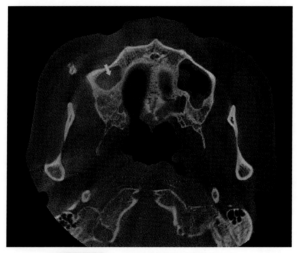

图5.3.8 上颌窦黏膜增厚水平位

临床诊疗思路及讨论

影像学检查对于诊断上颌窦疾病是一个极其重要的工具。CBCT 能够通过重建骨组织及软组织的解剖层次，从多层面、多方位观察评估上颌窦，矢状位、水平位及冠状位均可提供牙源性病灶对上颌窦底壁的影响及上颌窦内病灶变化情况。当 X 线片无法对鼻窦炎做出诊断时，完全可以推荐 CBCT，为患者提供准确的诊断，并通过与口腔科医师协作，制定最优化治疗方案。

上颌窦壁有黏膜覆盖，正常的上颌窦黏膜在影像学上不易被观察到，但在 CBCT 中可显示为一条连续的、中等密度的影像，其厚度多为 0.8 ~ 1.0 mm[1]。当上颌窦发生感染或受到邻近解剖结构病变刺激时，如根折、根尖周炎、牙周炎等导致细菌扩散至上颌窦，上颌窦黏膜会发生异常改变。有研究显示，长期慢性根尖周炎通过局部血管、淋巴管，可将感染扩散至上颌窦，引起上颌窦炎[2]。Phothikhun 等[3] 研究发现，重度牙周炎会增加上颌窦黏膜增厚反应，随着牙槽骨的吸收，上颌窦病变加重。CBCT 具有高分辨率、三维成像等优势，可以在临床中为患牙的诊断及对上颌窦的观察及分析提供帮助，为临床治疗计划的制定提供依据。

第四节 上颌窦壁血管

上颌窦为上颌骨内的锥形体腔，再次强调一遍：其可分为一底（base）、一尖（apex）及前（anterior wall）、后（posterior wall）、上（roof）、下（floor）四壁。窦尖圆钝，伸向颧突，窦底是鼻腔外侧壁，窦前壁为上颌体的前面，窦后壁为上颌体的后面。

窦腔壁内有牙槽管通行，通过上牙槽后的神经、血管。

病例一

基本信息：患者女性，31 岁。

CBCT 表现：将各视窗中的十字标放置于右侧上颌窦壁内侧血管走行所形成的压迹处，并使十字标垂直或平行于上颌窦壁（图 5.4.1 至图 5.4.4）。

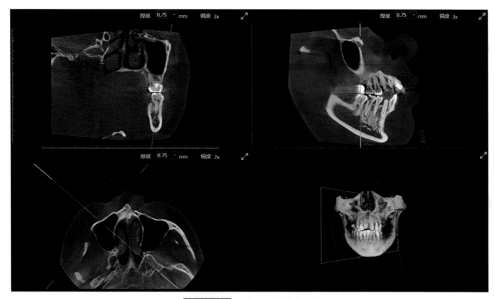

图5.4.1 上颌窦壁血管

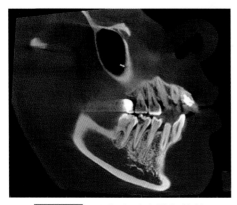

图5.4.2 上颌窦壁血管矢状位

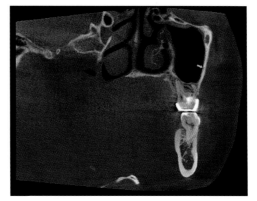

图5.4.3 上颌窦壁血管冠状位

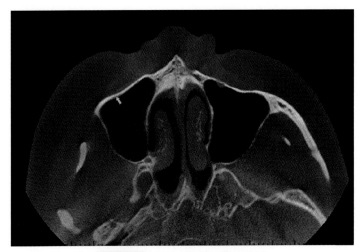

图5.4.4 上颌窦壁血管水平位

病例二

基本信息：患者女性，45 岁。

CBCT 表现：将各视窗中的十字标放置于左侧上颌窦壁内侧血管走行所形成的压迹处，并使十字标垂直或平行于上颌窦壁（图 5.4.5 至图 5.4.8）。

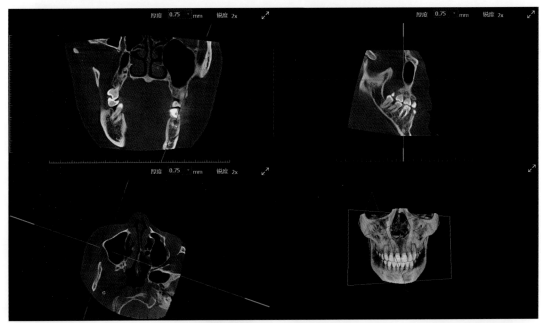

图5.4.5 上颌窦壁血管

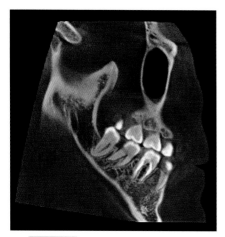

图5.4.6　上颌窦壁血管矢状位

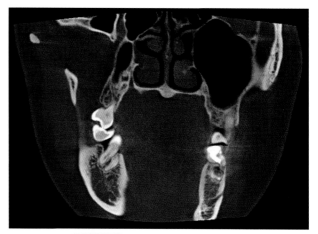

图5.4.7　上颌窦壁血管冠状位

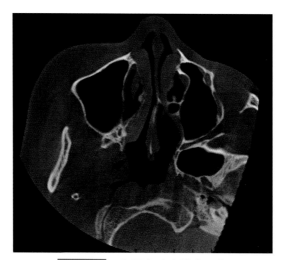

图5.4.8　上颌窦壁血管水平位

临床诊疗思路及讨论

　　上颌窦的血液供应主要来自于上牙槽后动脉（posterior superior alveolar artery，PSAA）、眶下动脉（infraorbital artery，IOA）和腭大动脉（greater palatine artery），上颌窦前、后壁的血供主要来自前两者。上牙槽前、中、后动脉在上颌窦前壁及后壁内吻合成网。

　　上颌窦内动脉（alveolar antral artery，AAA）有三种不同的走行方式：①在上颌窦外侧壁的骨皮质以内；②在 Schneiderian 膜和上颌窦侧壁之间，通常可见骨壁上有小的切迹，上颌窦黏膜和 AAA 之间没有骨组织；③在上颌窦外侧壁的骨膜下。

　　上颌窦侧壁血管分布复杂多变，因此在进行上颌窦侧壁开窗的手术等治疗时，要先行 CBCT 扫描，仔细评估上颌窦侧壁血管走行、高度、直径等情况，避免术中发生损伤出血等问题。

　　上颌窦主要接受上颌动脉分支血管的供养，其中分布于上颌窦前外侧壁的小动脉与上颌窦提升术密切相关。有研究报道，CBCT 的上颌窦动脉检出率高达 52.8% ~ 92.4%[4]。关于上颌窦动脉的直径，研究结果集中在 0.9～2 mm[5-8]。直径＜1 mm 者基本无出血风险[9]；当直径＞3 mm 时，宜对其进行预防性结扎以减小风险[10-11]。上颌窦动脉的位置及走行也有一定的变异性，术前仔细研读 CBCT 中上颌窦动脉的直径、位置及走行对于降低术中血管损伤风险极其重要[12]。

第五节　上颌窦分隔

上颌窦分隔是上颌窦内的骨质突起，将其分为完全或不完全隔开的多个窦腔。1910年，Uderwood 首次报道了上颌窦分隔的存在。了解上颌窦分隔的位置、数量，有助于降低种植相关手术的失败率。利用 CBCT 了解上颌窦分隔的位置、骨壁厚度、血管走行等，并制作数字化手术导板，可精确设计出避开上颌窦分隔的手术入路，从而降低种植手术风险。

病例一

基本信息：患者女性，34 岁。

CBCT 表现：将各视窗中的十字标放置于左侧上颌窦内间隔样突起的高密度影像上，并使十字标垂直或平行于上颌窦内间隔样突起的高密度影像（图 5.5.1）。

矢状位：可见上颌窦底壁上一突起高密度影像，将上颌窦间隔分开（图 5.5.2）。

冠状位：可见上磨牙根尖上方，上颌窦内间隔样影像（图 5.5.3）。

水平位：可见上颌窦内间隔样突起高密度影像（图 5.5.4）。

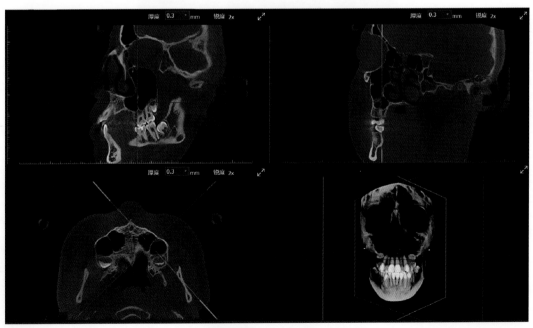

图5.5.1　上颌窦分隔

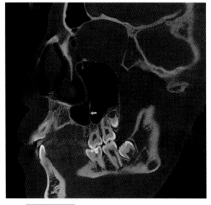

图5.5.2　上颌窦分隔矢状位

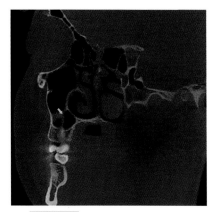

图5.5.3　上颌窦分隔冠状位

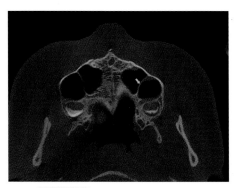

图5.5.4　上颌窦分隔水平位

病例二

基本信息：患者男性，20 岁。

CBCT 描述：将各视窗中的十字标放置于左侧上颌窦内间隔样突起的高密度影像上，并使十字标垂直或平行于上颌窦内间隔样突起的高密度影像（图 5.5.5）。

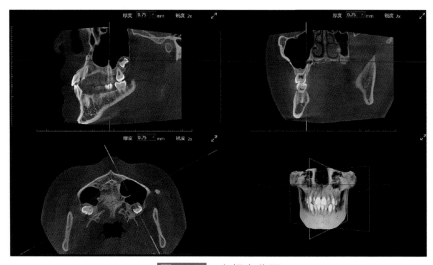

图5.5.5　上颌窦分隔

矢状位：可见上颌窦底壁上一突起高密度影像，将上颌窦间隔分开（图 5.5.6）。

冠状位：可见上磨牙根尖上方，上颌窦内间隔样影像（图 5.5.7）。

水平位：可见上颌窦内间隔样突起高密度影像（图 5.5.8）。

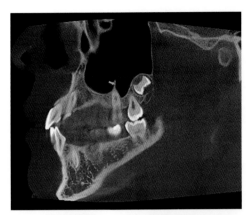

图5.5.6 上颌窦分隔矢状位

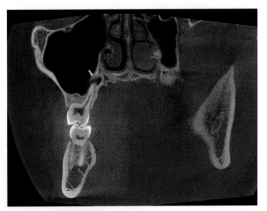

图5.5.7 上颌窦分隔冠状位

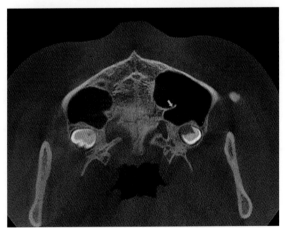

图5.5.8 上颌窦分隔水平位

临床诊疗思路及讨论

上颌窦分隔是上颌窦内壁的皮质骨突起，把上颌窦分成 2 个或多个窦腔。该分隔可能源于牙齿的生长发育阶段，称为原发性分隔；也可能是牙齿缺失后上颌窦气化导致上颌窦内壁形态改变所致，称为继发性分隔。不同学者采用不同的观察方法进行测量，发现有 9.5% ~ 50% 的上颌窦窦腔内壁存在分隔，该分隔可以存在于上颌窦内壁的任何位置[13-15]。

上颌窦分隔对上颌窦底提升术有重要意义，与上颌窦炎症的手术方式选择也密切相关，还是上颌窦炎症临床误诊的重要原因。所以医师应充分考虑到这一解剖结构的影响，对其深入了解有助于在临床工作中更好地解决上颌窦的相关问题[16-17]。

上颌窦分隔可能与慢性鼻炎的发生具有相关性[18]。

第六节 上颌窦结石

上颌窦结石是指存在于上颌窦内的钙化物质。在 CBCT 影像诊断中，可能因为不认识而发生漏诊和误诊。

病例一

基本信息：患者女性，24 岁。

CBCT 表现：将各视窗中的十字标放置于右侧上颌窦内高密度团块样影像的中心，十字标垂直或平行于高密度团块样影像的长轴（图 5.6.1）。

矢状位：可见右上 7 根尖上方，上颌窦底壁有一高密度影像（图 5.6.2）。

冠状位：可见上颌窦底壁和侧壁高密度影像（图 5.6.3）。

水平位：可见上颌窦内一高密度影像（图 5.6.4）。

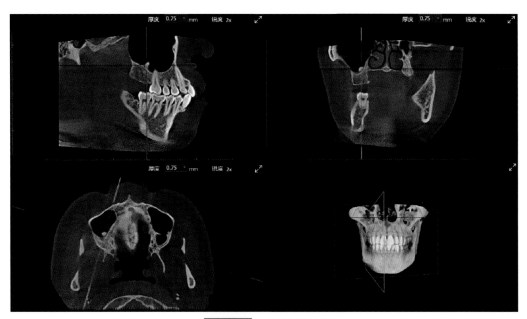

图5.6.1 上颌窦结石

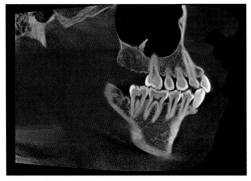

图5.6.2 上颌窦结石矢状位

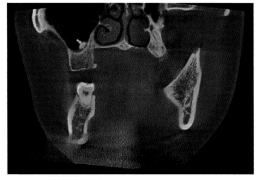

图5.6.3 上颌窦结石冠状位

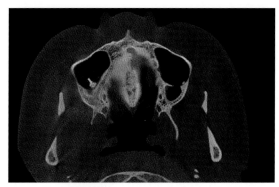

图5.6.4 上颌窦结石水平位

病例二

基本信息：患者女性，24 岁。

CBCT 表现：将各视窗中的十字标放置于右侧上颌窦内高密度团块样影像的中心，十字标垂直或平行于高密度团块样影像的长轴（图 5.6.5）。

矢状位：可见右上 6、7、8 位置上方，上颌窦底壁有两处高密度团块影像（图 5.6.6）。

冠状位：可见上颌窦底壁和侧壁高密度影像（图 5.6.7）。

水平位：可见上颌窦内三个高密度影像（图 5.6.8）。

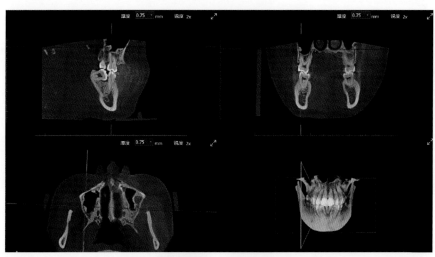

图5.6.5 上颌窦结石

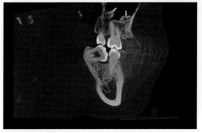

图5.6.6 上颌窦结石矢状位

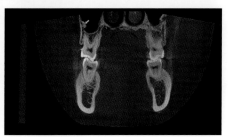

图5.6.7 上颌窦结石冠状位

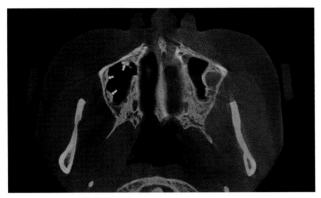

图5.6.8　上颌窦结石水平位

临床诊疗思路及讨论

上颌窦结石其形成原因不明，有内源性和外源性病因学说。外源性病因学说认为，上颌窦结石是由鼻腔内结石进入上颌窦内引起的；内源性病因学说考虑上颌窦结石多为慢性炎症刺激引起上颌窦内分泌物浓缩形成[19]。

上颌窦结石常伴有上颌窦区疼痛不适，患者多因鼻塞、流涕而就诊时被发现。治疗应以取出结石为目的，目前临床多使用鼻腔内镜取出[20]。

第七节　鼻腭神经管

鼻腭神经管位于上颌中切牙腭侧。对于口腔医师来说，这是一个不能被忽略的解剖结构。

鼻腭神经管正常结构：矢状位（图 5.7.1）、冠状位（图 5.7.2）和水平位（图 5.7.3）。

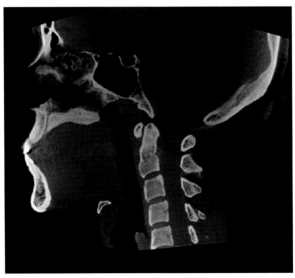

图5.7.1　鼻腭神经管正常结构矢状位

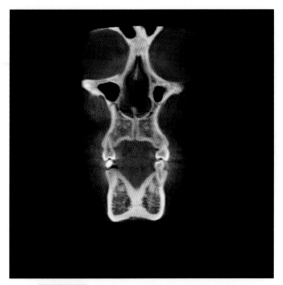

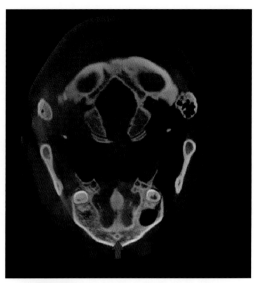

图5.7.2　鼻腭神经管正常结构冠状位　　　　图5.7.3　鼻腭神经管正常结构水平位

临床诊疗思路及讨论

鼻腭神经管，又称上颌切牙管，有单管、双管或 Y 形管等形状[21]；大约 20% 的鼻腭神经管开口于上颌骨正中，位置变异较多[22]。上颌切牙管的长度和直径除了有性别差异外，因测量标准不同也有一定差异。据报道，上颌切牙管长度范围为 8.1 ~ 17.96 mm，直径范围为 3 ~ 6 mm[23]。

了解并熟悉鼻腭神经管的位置、走行及长宽，有助于在种植和正畸等治疗中识别并预防可能出现的鼻腭神经麻木、出血、牙根吸收、种植体骨结合不良等并发症[24-25]。

已有学者报道正畸过程中上颌中切牙在做最大程度内收后，发生炎性根吸收的可能性与上颌切牙管有关[26]。

下颌也有切牙管，是下颌管在切牙下的延续[27]。

第八节　下颌骨

下颌骨位于面下部，呈弓形，是面部唯一能活动的骨骼，其 CBCT 影像易于辨认。以下给出五个截面经特定点位的观察图。

下颌骨正常结构矢状位：经下颌第一磨牙层面（图 5.8.1）。

下颌骨正常结构冠状位：经下颌双侧颏孔层面（图 5.8.2）、经下颌第三磨牙层面（图 5.8.3）、经下颌双侧髁突层面（图 5.8.4）。

下颌骨正常结构水平位：经下颌后牙牙冠处层面（图 5.8.5）。

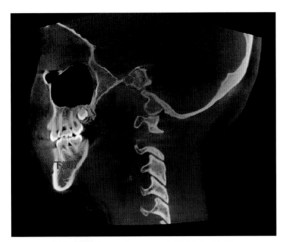

图5.8.1 下颌骨正常结构矢状位
（经下颌第一磨牙层面）

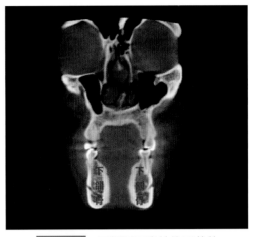

图5.8.2 下颌骨正常结构冠状位
（经下颌双侧颏孔层面）

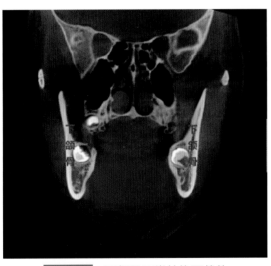

图5.8.3 下颌骨正常结构冠状位
（经下颌第三磨牙层面）

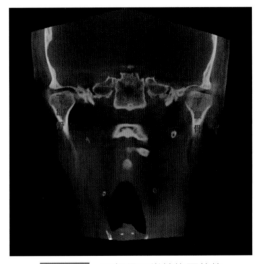

图5.8.4 下颌骨正常结构冠状位
（经下颌双侧髁突层面）

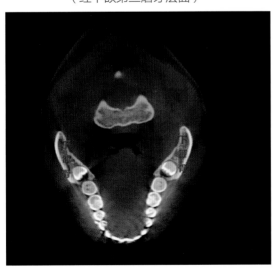

图5.8.5 下颌骨正常结构水平位
（经下颌后牙牙冠处层面）

第九节 下颌管

下颌管位于下颌骨骨松质间，从后内斜向前外穿骨松质，开口于颏孔，内穿行神经和血管。在智齿拔除术或种植术中，应避免损伤下牙槽神经。

下颌管及走行

矢状位：图 5.9.1 中黄线描绘为下颌管及走行。

冠状位：图 5.9.2 黄色圆圈标记为下颌管。

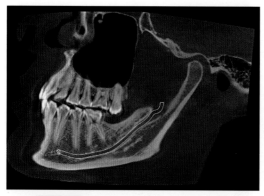

图5.9.1 下颌管及走行（矢状位）

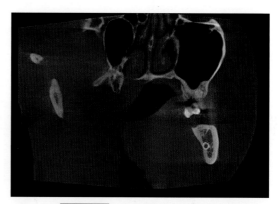

图5.9.2 下颌管（冠状位）

第十节 颏孔

近年来随着牙种植术的广泛开展，颏孔区解剖结构逐渐引起人们的重视。颏孔前区以往被认为是种植手术相对安全的区域，而越来越多的研究发现，在颏孔前区行种植手术时也会发生神经损伤、出血等并发症，甚至导致手术失败。精确的术前分析与设计可减少其并发症的发生。利用 CBCT 三维重建精确反映口腔硬组织解剖结构的特点，能提高颏孔区种植手术的安全性和成功率。

病例一（正常颏孔）

基本信息：患者女性，55 岁。

CBCT 表现：颏孔通常位于下颌第二前磨牙牙根下方。此孔在影像中呈卵圆形低密度影，将各视窗中的十字标放置于左侧颏孔中心点（图 5.10.1 至图 5.10.4）。

病例二（正常颏孔）

基本信息：患者男性，22 岁。

CBCT 表现：将各视窗中的十字标放置于右侧颏孔中心点（图 5.10.5 至图 5.10.8）。

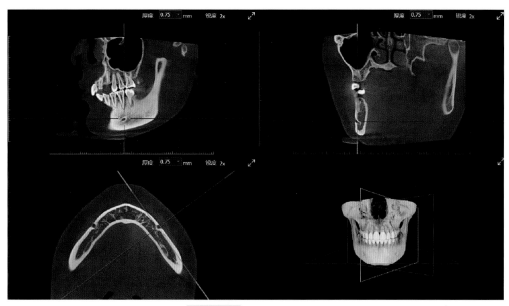

图5.10.1　颏孔正常结构

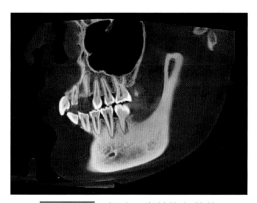

图5.10.2　颏孔正常结构矢状位

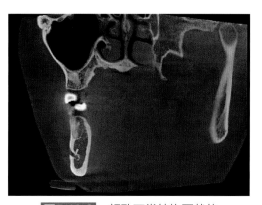

图5.10.3　颏孔正常结构冠状位

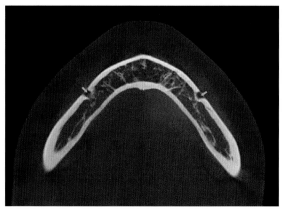

图5.10.4　颏孔正常结构水平位

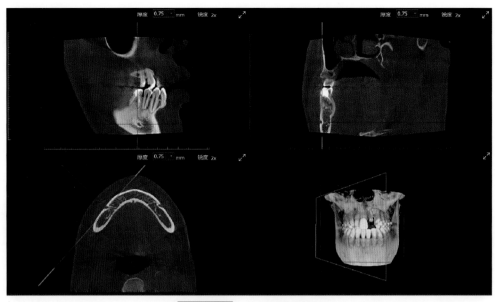

图5.10.5 颏孔正常结构

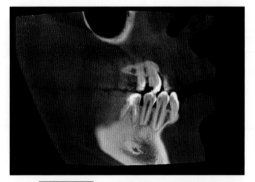

图5.10.6 颏孔正常结构矢状位

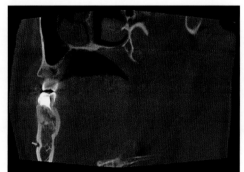

图5.10.7 颏孔正常结构冠状位

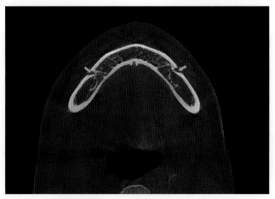

图5.10.8 颏孔正常结构水平位

临床诊疗思路及讨论

　　颏孔是下颌骨重要的解剖结构，在下颌进行种植、正颌、根尖手术时具有重要意义。成人颏孔多位于下颌第二前磨牙根方，呈卵圆形，其位置及形态有一定变异[28]。颏孔内走行的颏神经是下牙槽神经分支，手术时要避免损伤颏神经。颏孔附近其他的孔结构被称为副颏孔，走行有颏神经的副支，多位于第一磨牙根方。颏孔的位置、形态及垂直向的差异不仅与种族相关[29]，也受到颌骨及牙列生长发育状态的影响[30]。在进行颏部外科手术时，如牙种植术、颏成形术和根尖切除术等，颏孔距牙槽嵴顶、下颌骨下缘及邻近后牙根尖的距离是需要特别考虑的重要因素[31]。目前的研究发现，随着年龄增长，颏孔距牙槽嵴顶的距离逐渐变小，但是孔径逐渐增大[32]。在颏孔区种植时，为了避免损伤颏神经，应当遵循 2 mm 安全距离的原则，即植入止点距颏孔上缘 2 mm[33]。总之，颏孔多位于下颌第二前磨牙根方，可能存在副颏孔，在牙种植、牙周和根尖周等手术中需要做手术翻瓣时，最好在术前进行 CBCT 扫描，从冠状面、矢状面、水平面了解下颌管走行和颏孔位置[34]，以掌握颏孔区的解剖结构，避免损伤颏神经及血管[35]。

第十一节　颞下颌关节

颞下颌关节，又称颞颌关节或下颌关节，由下颌头与颞骨下颌窝和关节结节组成，左右合成一联合关节，主理张口闭口和咀嚼运动。颞下颌关节是一个既简单又复杂的关节，对于口腔医师来说，这是难点，也是重点。

病例（正常颞下颌关节）

基本信息：患者女性，27 岁。

CBCT 表现：首先，需要拍摄一张含有双侧颞下颌关节的 CBCT。

在水平位视窗中移动层面至一侧出现卵圆形髁突影像，将十字光标放置于该卵圆形中心点，继续移动层面找到该卵圆形最大直径，调整十字光标使其平行或垂直于该直径。在矢状位和冠状位视图中十字光标应垂直或平行于下颌升支。此时可根据实际情况在三个视窗中进行细微调整，以得到最佳观测图像。（以下同，不再赘述。）

右、左侧矢状位：双侧髁突位置大致居中（图 5.11.1 和图 5.11.2）。

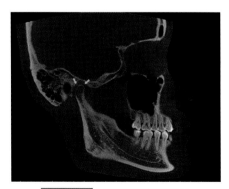

图5.11.1　右侧髁突矢状位

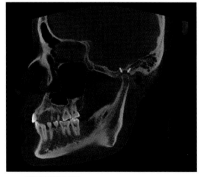

图5.11.2　左侧髁突矢状位

　　右、左侧冠状位：双侧髁突形态大致对称，表面骨皮质未见明显损伤（图 5.11.3 和图 5.11.4）。

　　右、左侧水平位：形态及骨皮质未见异常（图 5.11.5 和图 5.11.6）。

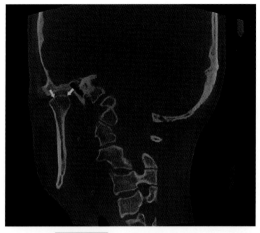 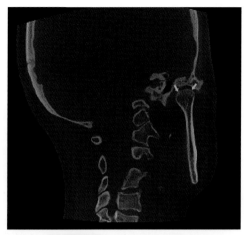

图5.11.3　右侧髁突冠状位　　　　　　　　图5.11.4　左侧髁突冠状位

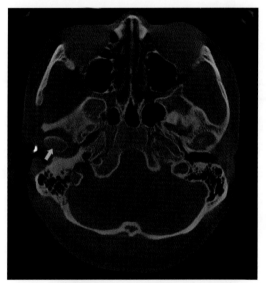 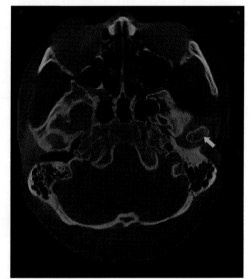

图5.11.5　右侧髁突水平位　　　　　　　　图5.11.6　左侧髁突水平位

第十二节　颞下颌关节紊乱病

　　颞下颌关节疾病中常见的有颞下颌关节紊乱病（temporomandibular disorders，TMDs）、颞下颌关节创伤（trauma）（包括骨折）、颞下颌关节强直（ankylosis）、颞下颌关节脱位（dislocation）、颞下颌关节感染（infection）、颞下颌关节发育异常（developmental disorders）以及颞下颌关节肿瘤（tumors）等。其中最为多见的是颞下颌关节紊乱病，是口腔科中继龋病、牙周病和错𬌗畸形之后发病率位居第四的常见病。

病例一

基本信息：患者女性，35 岁。

CBCT 表现：

右侧矢状位：右侧髁突前部骨皮质凹坑样改变（图 5.12.1）。

左侧矢状位：左侧髁突形态磨平变短（图 5.12.2）。

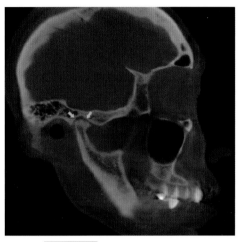 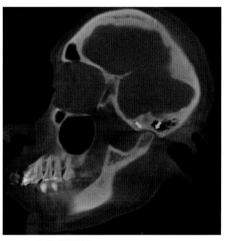

图5.12.1　右侧髁突矢状位　　　　图5.12.2　左侧髁突矢状位

右侧冠状位：右侧髁突形态异常，磨平变短，顶部磨损（图 5.12.3）。

左侧冠状位：左侧髁突前斜面凹坑样改变，骨皮质缺损（图 5.12.4）。

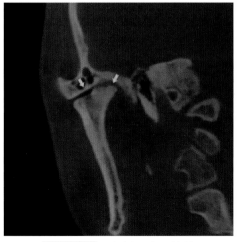 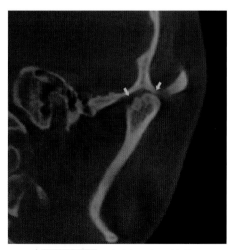

图5.12.3　右侧髁突冠状位　　　　图5.12.4　左侧髁突冠状位

右、左侧水平位：双侧髁突形态异常（图 5.12.5 和图 5.12.6）。

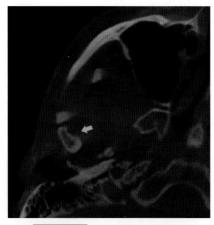 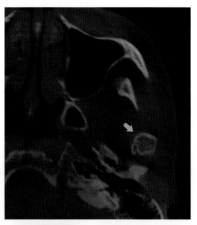

图5.12.5 右侧髁突水平位　　　　图5.12.6 左侧髁突水平位

病例二

基本信息：患者女性，51 岁。

CBCT 表现：

矢状位：右侧髁突前部骨皮质凹坑样改变（图 5.12.7）。

冠状位：右侧髁突形态异常，磨平变短，顶部磨损（图 5.12.8）。

水平位：右侧髁突形态异常（图 5.12.9）。

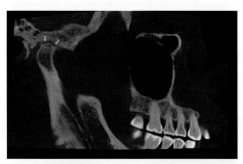 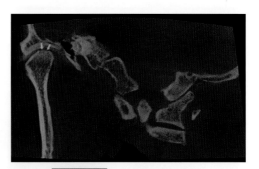

图5.12.7 右侧髁突矢状位　　　　图5.12.8 右侧髁突冠状位

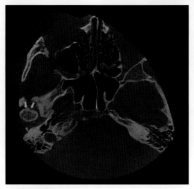

图5.12.9 右侧髁突水平位

临床诊疗思路及讨论

颞下颌关节紊乱病（TMDs）是指累及颞下颌关节和（或）咀嚼肌，具有一些共同症状和体征（如疼痛、弹响、张口受限等）的许多临床问题的总称。该病由多因素相互作用所致，如牙𬌗因素、心理社会因素、创伤因素、免疫因素、解剖因素等。这类疾病的临床表现有共同性，如下颌运动异常、疼痛、关节弹响、头痛等。张震康等将 TMDs 分为四类：咀嚼肌紊乱疾病、结构紊乱疾病、关节炎性疾病、骨关节病。TMDs 治疗应首选保守的、可逆的和有循证医学证据的治疗方法，其治疗目标是消除疼痛，减轻不良负荷，恢复功能，提高生活质量。治疗方法有家庭自我保健、药物治疗、物理治疗、𬌗垫治疗、𬌗治疗、关节腔灌洗治疗、手术治疗等[36]。

CBCT 能够清楚地显示髁突形态、位置和关节间隙[37]，可以提供可靠的影像数据[38]，其在颞下颌关节紊乱病的早期诊断及治疗效果的评估方面具有明显的优势。例如用于早期颞下颌关节骨关节病及骨坏死早期诊断、关节造影评价等，大大提高了临床诊断水平[39-43]。

参考文献

[1] 焦连龙，闫波，王琦，等. CBCT 分析上颌后牙根折对上颌窦底黏膜的影响. 安徽医科大学学报，2017，52(9)：1415-1417.

[2] Puglisi S, Privitera S, Maiolino L, et al. Bacteriological findings and antimicrobial resistance in odontogenic and non-odontogenic chronic maxillary sinusitis. J Med Microbiol, 2011, 60(Pt 9): 1353-1359.

[3] Phothikhun S, Suphanantachat S, Chuenchompoonut V, et al., Cone-beam computed tomographic evidence of the association between periodontal bone loss and mucosal thickening of the maxillary sinus. J Periodontol, 2012. 83(5): 557-564.

[4] Varela-Centelles P, Loira- Gago M, Secane-Romero J M, et al. Detection of the posterior superior alveolar artery in the lateral sinus wall using computed tomography/cone beam computed tomography: a prevalence meta-analysis study and systematic review. Int J Oral Maxillofac Surg, 2015, 44(11): 1405-1410.

[5] Kim J H, Ryu J S, Kim K D, et al. A radiographic study of the posterior superior alveolar artery. Implant Dent, 2011, 20(4): 306-310.

[6] Guncu G N, Yildirim Y D, Wang H L, et al. Location of posterior superior alveolar artery and evaluation of maxillary sinus anatomy with computerized tomography: a clinical study. Clin Oral Implants Res, 2011. 22(10): 1164-1167.

[7] Ilguy D, Ilguy M, Dolekoglu S, et al. Evaluation of the posterior superior alveolar artery and the maxillary sinus with CBCT. Braz Oral Res, 2013, 27(5): 431-437.

[8] Danesh-Sani S A, Movahed A, Elchaar E S, et al. Radiographic evaluation of maxillary sinus lateral wall and posterior superior alveolar artery anatomy: a cone-beam computed tomographic study. Clin Implant Dent Relat Res, 2017, 19(1): 151-160.

[9] Mardinger O, Abba M, Hirshberg A, et al. Prevalence, diameter and course of the maxillary intraosseous vascular canal with relation to sinus augmentation procedure: a radiographic study. Int J Oral Maxillofac Surg, 2007, 36(8): 735-738.

[10] Rosano G, Taschieri S, Gaudy J F, et al. Maxillary sinus vascular anatomy and its relation to sinus lift

surgery. Clin Oral Implants Res, 2011, 22(7): 711-715.

[11] Testori T, Rosano G, Taschieri S, et al. Ligation of an unusually large vessel during maxillary sinus floor augmentation: a case report. Eur J Oral Implantol, 2010, 3(3): 255-258.

[12] 王宇，王慧明. 上颌窦区动脉的解剖生理结构. 口腔医学，2021. 41(2)：189-192.

[13] 李洲，法永红，王亚锋，等. 上颌窦内壁分隔的研究进展. 国际口腔医学杂志，2015，42(1)：40-43.

[14] 刘天涛. 基于 CBCT 的汉族人群上颌窦解剖形态影像学分析. 广州：南方医科大学，2012：79.

[15] 陈宁. 上颌窦相关形态学研究与上颌窦底提升术. 中国口腔种植学杂志，2013，18(2)：55.

[16] 施赟杰，纪荣明，黄会龙，等. 上颌窦底提升术相关的应用解剖学研究. 口腔颌面修复学杂志，2013，14(3)：139-142.

[17] 李逸舒，朱琦，汤颖，等. 上颌窦内壁分隔的 CBCT 观测. 临床口腔医学杂志，2016，32(8)：455-458.

[18] 朱丽，邬海博，房高丽，等. 上颌窦分隔及其临床意义. 中华耳鼻咽喉头颈外科杂志，2010(1)：24-27.

[19] 罗远，刘世勋，季玉娣，等. 上颌窦结石 1 例报道. 口腔颌面外科杂志，2012，22(3)：227-228.

[20] 纪慈航，钱尚道，袁建汉，等. Maxillary Antrolith. 台湾耳鼻喉科医学会杂志，2014，49(4)：242-245.

[21] von Arx Th, Schaffner M, Bornstein MM. Patent nasopalatine ducts: an update of the literature and a series of new cases. Surg Radiol Anat, 2018, 40(2):165-177.

[22] Bornstein MM, Balsiger R, Sendi P, et al. Morphology of the nasopalatine canal and dental implant surgery: a radiographic analysis of 100 consecutive patients using limited cone-beam computed tomography. Clin Oral Implants Res, 2011. 22(3): 295-301.

[23] 颜冬，谢宁，张晗，等，切牙管及其与上颌中切牙位置关系的研究进展. 口腔医学，2019. 39 (10)：957-960.

[24] 吴军. 鼻腭神经管的解剖分析. 上海：国际正畸大会暨第十六次全国口腔正畸学术会议，2017：3.

[25] 郭天奇，付丽，张悦，等. 鼻腭神经移位术应用于美学区骨量不足的种植 1 例. 实用口腔医学杂志，2018，34 (03)：416-418.

[26] Chung C J, Choi Y J, Kim K H. Approximation and contact of the maxillary central incisor roots with the incisive canal after maximum retraction with temporary anchorage devices: report of 2 patients. Am J Orthod Dentofacial Orthop, 2015, 148(3): 493-502.

[27] 赵士杰，皮昕. 口腔颌面部解剖学. 2 版. 北京：北京大学医学出版社，2014.

[28] Alrahabi M, Zafar M. Anatomical variations of mental foramen: a retrospective cross-sectional study. International Journal of Morphology, 2018, 36(3): 1124-1129.

[29] 钟飞. 下颌骨颏孔位置的 CBCT 研究. 中国医药导报，2018，15(3)：114-117.

[30] Krishnan U, Monsour P, Thaha K, et al. A limited field cone-beam computed tomography based evaluation of the mental foramen, accessory mental foramina, anterior loop, lateral lingual foramen, and lateral lingual canal. Journal of Endodontics, 2018, 44(6): 946-951.

[31] Chong B S, Gohil K, Pawar R, et al. Anatomical relationship between mental foramen, mandibular teeth and risk of nerve injury with endodontic treatment. Clin Oral Investig, 2017, 21(1): 381-387.

[32] Wang X, Chen K, Wang S, et al. Relationship between the mental foramen, mandibular canal, and the surgical access line of the mandibular posterior teeth: a cone-beam computed tomographic analysis. J Endod, 2017, 43(8): 1262-1266.

[33] Dosi T, Vahanwala S, Gupta D. Assessment of the effect of dimensions of the mandibular ramus and mental foramen on age and gender using digital panoramic radiographs: a retrospective study. Contemp Clin Dent,

2018, 9(3): 343-348.

[34] 房洪波，王蓓. 正常人颏孔位置的测量分析. 口腔颌面外科杂志，2016，26(6)：435-437.

[35] 孟松，吕成奇，邹德荣. 锥形束 CT 对下颌骨颏孔形态及位置的分析. 现代口腔医学杂志，2019，33(2)：95-97.

[36] 张震康，俞光岩. 口腔颌面外科学. 2 版. 北京：北京大学医学出版社，2013.

[37] 王瑞永，马绪臣，张万林，等. 健康成年人颞下颌关节间隙锥形束计算机体层摄影术测量分析 [J]. 北京大学学报（医学版），2007，39(5)：503-506.

[38] Hilgers M L, Scarfe W C, Scheetz J P, et al. Accuracy of linear temporomandibular joint measurements with cone beam computed tomography and digital cephalometric radiography. Am J Orthod Dentofacial Orthop, 2005, 128(6): 803-811.

[39] 曹均凯，王照五，石校伟，等. CBCT 与螺旋 CT 对颞颌关节成像的比较. 口腔颌面修复学杂志，2009，10(4)：217-219.

[40] 曹均凯，王照五，刘洪臣，等. 54 例正常人双侧颞下颌关节 CBCT 测量值分析. 口腔颌面修复学杂志，2008，9(4)：291-294.

[41] 傅开元，张万林，柳登高，等. 应用锥形束 CT 诊断颞下颌关节骨关节病的探讨. 中华口腔医学杂志，2007，42(7)：417-420.

[42] 刘佳，金作林. 锥形束 CT 在颞下颌关节疾病诊治中的应用进展. 临床口腔医学杂志，2011，27(12)：759-761.

[43] 傅开元. 锥形束 CT 的应用带来 TMD 诊断和治疗的进步. 昆明：第七次全国颞下颌关节病学及殆学研讨会暨《颞下颌关节紊乱病及口颌面疼痛的基础与临床进展》国家级继续教育学习班，2008.

第六章

锥形束 CT 影像中的牙体牙髓

在牙体牙髓疾病的临床诊疗中，根管形态异常、根尖周结构异常以及牙体结构异常在二维的 X 线平片中较难被鉴别和诊断，譬如确定是否遗漏牙根、根尖孔开口方向、根尖周病变波及的范围等。CBCT 能够更直观地显示根管的数目及走行，更清晰地区分根尖周病变三维立体范围等，为牙体牙髓科医师的临床诊疗提供极大的便利。本章重点展示牙体牙髓科常见且不易在二维平片中鉴别的病例，供大家参考交流。

第一节 前磨牙、磨牙的解剖结构

牙体牙髓科医师在做根管治疗时，会遇到一些具有特殊根管形态或根管数目的牙齿，这时利用 CBCT 影像判读就会带来极大的便利和帮助。

一、上颌前磨牙三根管

病例

基本信息：患者男性，28 岁。

CBCT 表现：在水平位视窗中将十字标放置于左上 4 的颊侧双根分叉处，矢状位或冠状位视窗中的十字标应平行或垂直于根长轴（图 6.1.1）。此时可根据实际情况在三个视窗中进行细微调整，以得到最佳观测图像（以下病例同此，不再赘述）。

矢状位：可见左上 4 近中颊根充填物高密度影，远中颊根未见充填物高密度影（图 6.1.2）。

冠状位：左上 4 未见异常指征（图 6.1.3）。

水平位：可见左上 4 三根管影像，颊侧远中根管未见充填物高密度影（图 6.1.4）。

对侧同名牙未见三根管影像。

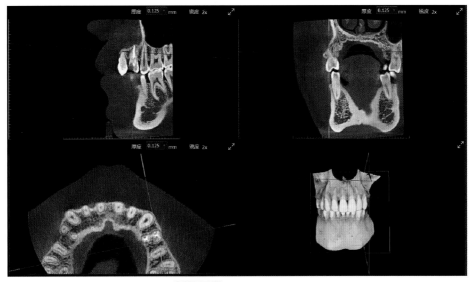

图6.1.1　左上4三根管

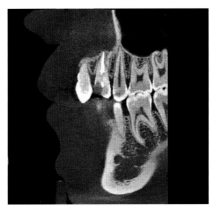

图6.1.2　左上4三根管矢状位

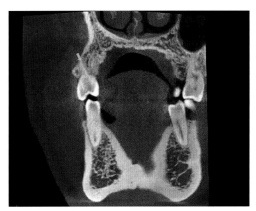

图6.1.3　左上4三根管冠状位

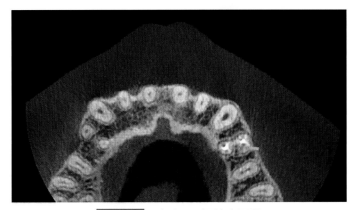

图6.1.4　左上4三根管水平位

　　注意：患者初次就诊时，诊断为左上 4 慢性牙髓炎，拟行根管治疗术。开髓后常规探查到两根管口，行根管预备、根管充填，根管充填后根尖片如图 6.1.5 所示。此时发现疑似有第三根管存在。后拍摄 CBCT，确定第三根管遗漏，最终完成左上 4 三根管的根管预备和根管充填（图 6.1.6）。

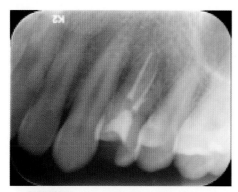 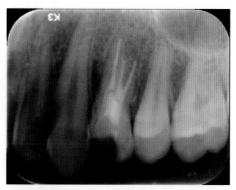

图6.1.5　左上4根管充填后根尖片（充填两根管）　　图6.1.6　左上4根管充填后根尖片（充填三根管）

二、上颌磨牙四根管

病例

基本信息：患者男性，51 岁。

CBCT 表现：在水平位视窗中将十字标放置于左上 6 的颊侧双根分叉处，矢状位或冠状位视窗中的十字标应平行或垂直于根长轴（图 6.1.7）。

矢状位：左上 6 近中颊根第二根管（MB2）根管内未见充填物影像（图 6.1.8）。

冠状位：可见左上 6 近中颊根双根管，MB2 未见充填物影像，提示遗漏根管（图 6.1.9）。

水平位：可见左上 6 四根管影像，MB2 未见充填物高密度影像，提示遗漏根管（图 6.1.10）。

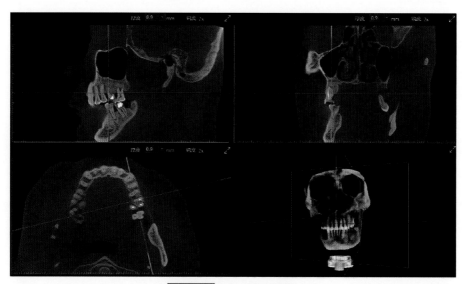

图6.1.7　左上6四根管

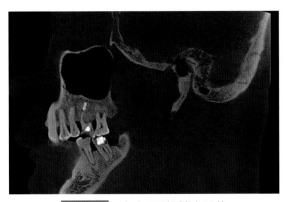

图6.1.8　左上6四根管水平位

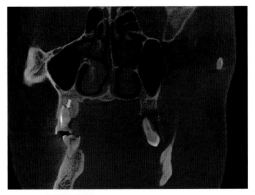

图6.1.9　左上6四根管冠状位

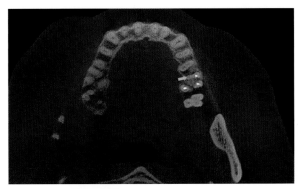

图6.1.10　左上6四根管矢状位

注意：患者初次就诊时，诊断为左上 6 慢性牙髓炎，常规检查治疗。因钙化严重，多次探查是否存在 MB2，未找到，随即进行根管弦备和根管充填。治疗完成后患者仍有不适，建议患者拍摄 CBCT，患者要求考虑。1 个月后患者疼痛难忍，再次就诊，拍摄 CBCT 发现近中颊根遗漏 MB2 根管。CBCT 显示 MB2 完全钙化，采用超声疏通钙化根管，对 MB2 进行根管弦备和根管充填。1 个月后回访，患者症状消失。

三、下颌磨牙四根管

病例

基本信息：患者男性，54 岁。

CBCT 表现：在水平位视窗中将十字标放置于左下 6 的远中舌根根中 1/3 处，矢状位或冠状位视窗中的十字标应平行或垂直于根长轴（图 6.1.11）。

矢状位：可见左下 6 远中一细小根影像（图 6.1.12）。

冠状位：可见左下 6 远中双根，远中舌根细小弯曲，提示牙根形态变异（图 6.1.13）。

水平位：可见左下 6 四根管，远中舌根细小（图 6.1.14）。

对侧同名牙可见形态相似的牙根变异（图 6.1.15）。

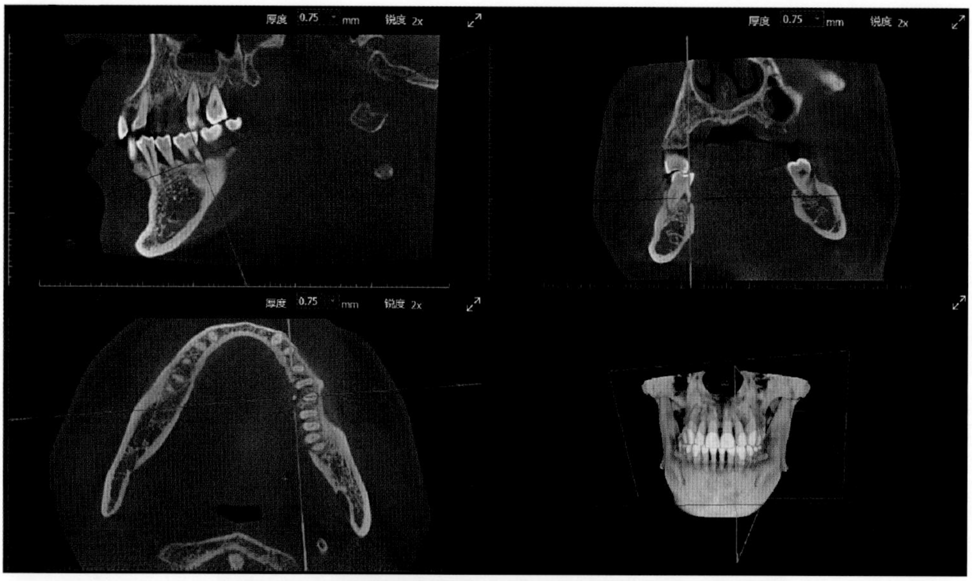

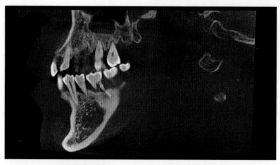

图6.1.11　左下6四根管

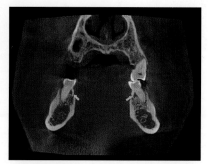

图6.1.12　左下6四根管矢状位

图6.1.13　左下6四根管冠状位

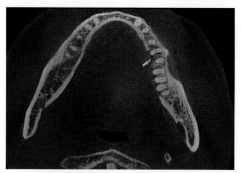

图6.1.14　左下6四根管水平位

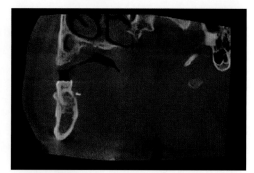

图6.1.15　右下6可见形态相似的牙根
变异

　　注意：患者初次就诊时，诊断为左下 6 牙周牙髓联合症，试保留该牙。拍 CBCT 发现其远中舌根出现变异，完全揭开髓室顶后并未探查到远中舌根管。超声清除髓腔内钙化物质，找到远中舌根管并行常规四根管根管弦备、根管填充。

四、上颌前磨牙 S 形根管

病例

基本信息：患者女性，45 岁。

CBCT 表现：在水平位视窗中将十字标放置于右上 5 的根中 1/3 处，矢状位或冠状位视窗中的十字标应平行或垂直于根长轴（图 6.1.16）。

矢状位：可见右上 5 牙根呈 S 形弯曲影像，提示根管预备时难度加大（图 6.1.17）。

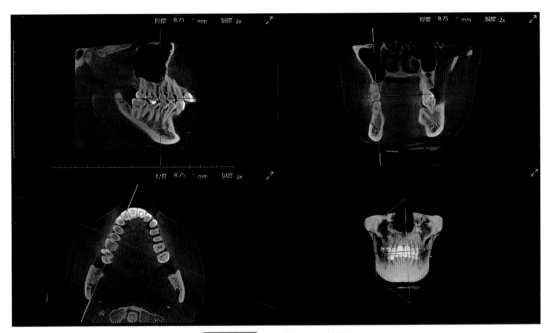

图6.1.16　右上5 S形根管

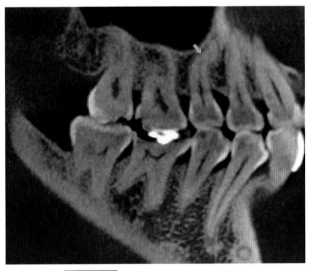

图6.1.17　右上5 S形根管矢状位

五、下颌磨牙 C 形根管

病例一

基本信息：患者女性，49 岁。

CBCT 表现：在水平位视窗中将十字标放置于左下 7 的根中 1/3 处，矢状位或冠状位视窗中的十字标应平行或垂直于根长轴（图 6.1.18）。

水平位：可见左下 7 根管的水平截面呈 C 形（图 6.1.19）。

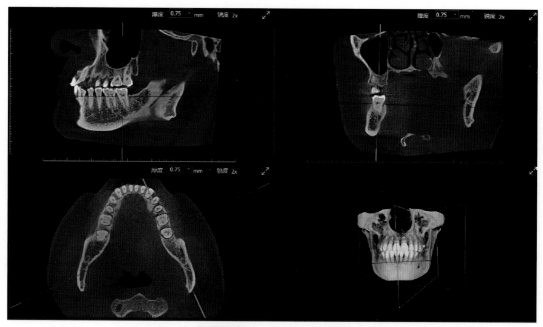

图6.1.18　左下7 C形根管

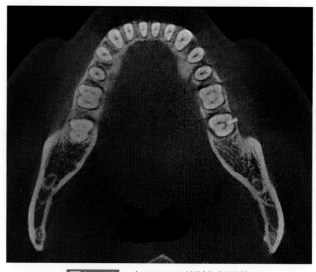

图6.1.19　左下7 C形根管水平位

病例二

基本信息：患者女性，29 岁。

CBCT 表现：在水平位视窗中将十字标放置于右下 7 的根中 1/3 处，矢状位或冠状位视窗中的十字标应平行或垂直于根长轴（图 6.1.20）。

水平位：可见右下 7 根管的水平截面呈 C 形（图 6.1.21）。

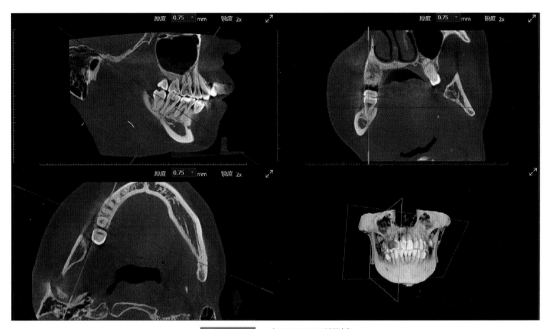

图6.1.20 右下 7 C形根管

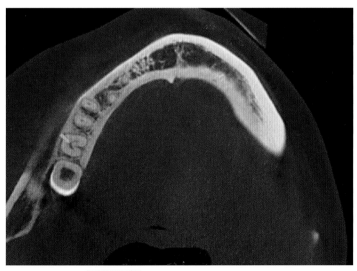

图6.1.21 右下 7 C形根管水平位

临床诊疗思路及讨论

仅通过根尖片无法准确确定根管数目及特殊形态，CBCT 可以通过三维图像更直观地呈现出根管形态，以便辅助临床诊疗。

CBCT 的水平位可以更为直观地确定该牙根管数目，当发现一侧牙齿根管数目及形态存在特殊性时，建议观察对侧同名牙。

有研究显示，上颌磨牙 MB2、下颌前牙双根管和下颌前磨牙双根管的发生率分别为 67%、28.6% 和 20.7%[1-3]。研究显示，基于 X 线片与 CBCT 对根管充填长度进行评价存在显著性差异[4]。

下颌第二磨牙 C 形根管的 CBCT 扫描三维重建可清晰显示出 C 形根管的解剖形态，尤其是水平位观察髓室底根管口的形态对于 C 形根管的定位和分型有重要意义[5]。

第二节　牙形态异常：融合牙、牛牙症

融合牙和牛牙症均属于牙齿形态的异常，在临床实践中并不少见。了解其特异的解剖结构，有利于我们更好地治疗这类牙齿病变。

一、下颌前牙融合牙

病例一

基本信息：患者女性，10 岁。

CBCT 表现：在水平位视窗中将十字标放置于右下 2、3 融合牙的牙根中 1/3 处，矢状位或冠状位视窗中的十字标应平行或垂直于根长轴（图 6.2.1）。

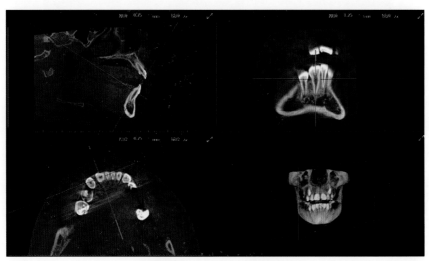

图6.2.1　右下2、3融合牙

矢状位：未见异常（图 6.2.2）。

冠状位：可见右下 2、3 髓室融合（图 6.2.3）。

水平位：可见右下 2、3 牙根融合（图 6.2.4）。

右下 2、3 融合牙的舌侧观和唇侧观见图 6.2.5 和图 6.2.6。

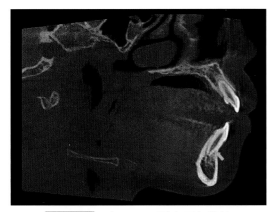

图6.2.2　右下2、3融合牙矢状位

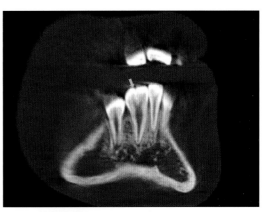

图6.2.3　右下2、3融合牙冠状位

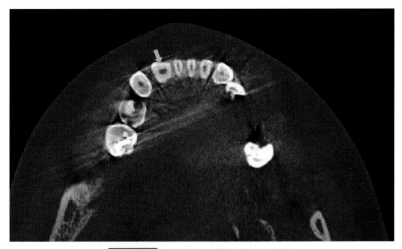

图6.2.4　右下2、3融合牙水平位

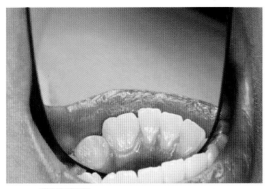

图6.2.5　右下2、3融合牙舌侧观

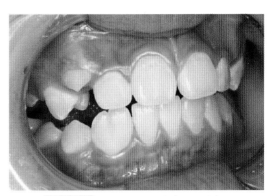

图6.2.6　右下2、3融合牙唇侧观

病例二

基本信息：患者女性，45岁。

CBCT 表现：在水平位视窗中将十字标放置于左下2、3融合牙的牙根中1/3处，矢状位或冠状位视窗中的十字标应平行或垂直于根长轴（图6.2.7）。

矢状位：未见异常（图6.2.8）。

冠状位：可见左下2、3髓室融合，两根未融合（图6.2.9）。

水平位：可见左下2、3牙根未融合（图6.2.10）。

左下2、3融合牙的唇侧和舌侧观见图6.2.11。

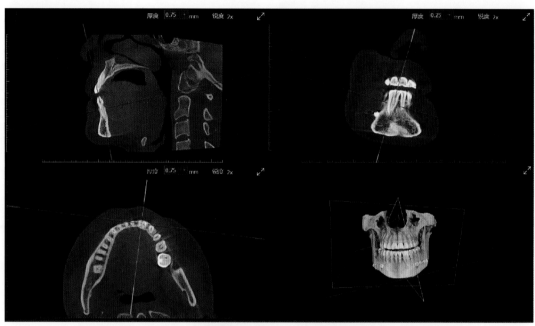

图6.2.7 左下2、3融合牙

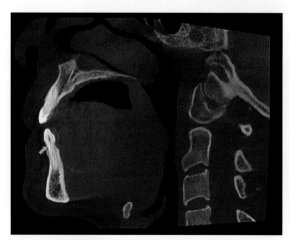

图6.2.8 左下2、3融合牙矢状位

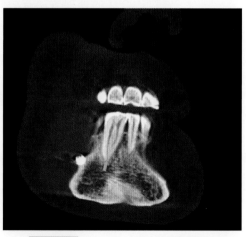

图6.2.9 左下2、3融合牙冠状位

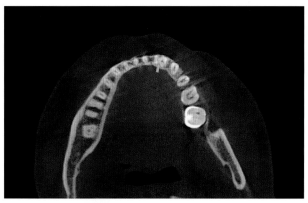

图6.2.10　左下2、3融合牙水平位

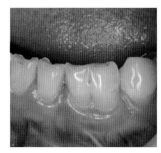 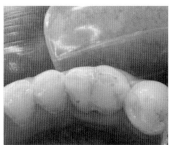 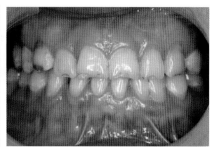

图6.2.11　左下2、3融合牙唇侧和舌侧观

临床诊疗思路与讨论

融合牙一般认为是机械力或者压力创伤所致。在牙胚发育期，如果这种压力发生在两个牙钙化之前，则牙冠融合；如果发生在牙冠形成之后，则牙根融合，而冠不融合。融合牙在乳、恒牙列均可发生，乳牙列的融合牙较恒牙列多见[6-8]。

融合牙的危害：融合牙的融合线处是龋病的易感部位。乳牙融合牙极易造成继承恒牙的缺失，并且影响牙弓长度和宽度的正常发育[9]。

目前，针对融合牙的处理方法有树脂或冠修复改变牙外观[10]、牙半切术联合正畸治疗[11]以及拔除[12]等方式。

CBCT 可显示目标牙水平位、冠状位、矢状位以及三维重建的解剖结构。临床上结合CBCT 来明确诊断，了解融合牙的牙体、髓腔形态，可以为治疗方案提供更可靠的依据。

二、上颌和下颌磨牙牛牙症

病例一

基本信息：患者男性，23 岁。

CBCT 表现：在水平位视窗中将十字标放置于左上 6 颊侧的牙根分叉处，矢状位或冠状位视窗中的十字标应平行或垂直于根长轴（图 6.2.12）。

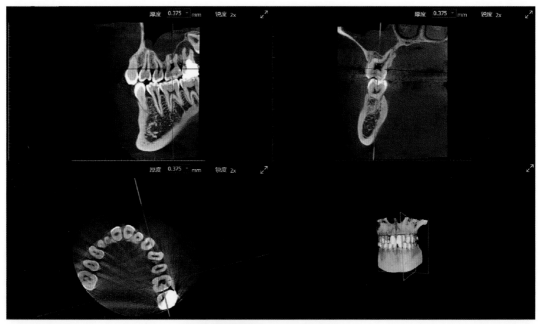

图6.2.12　左上6牛牙症

矢状位：左上 6 髓腔宽大，根管短似牛角样（图 6.2.13）。

冠状位：左上 6 髓腔宽大，髓室底低（图 6.2.14）。

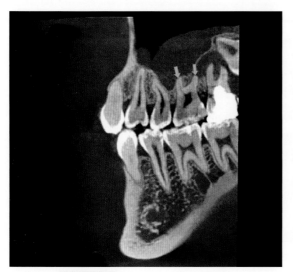

图6.2.13　左上6牛牙症矢状位

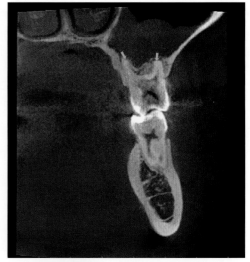

图6.2.14　左上6牛牙症冠状位

病例二

基本信息：患者女性，43 岁。

CBCT 描述：在水平位视窗中将十字标放置于左下 8 颊侧的牙根分叉处，矢状位或冠状位视窗中的十字标应平行或垂直于根长轴（图 6.2.15）。

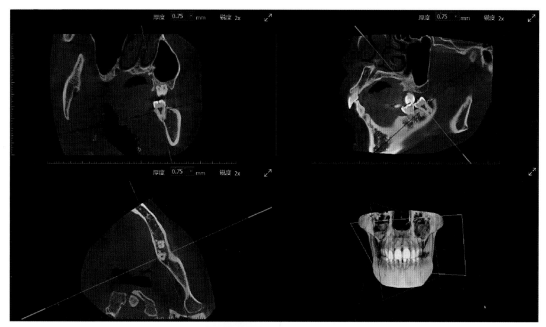

图6.2.15　左下8牛牙症

矢状位：左下 8 髓腔宽大，根管短似牛角样（图 6.2.16）。
冠状位：左下 8 髓腔宽大，髓室底低（图 6.2.17）。

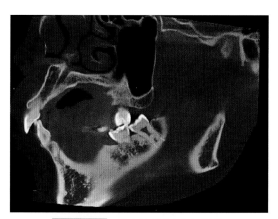

图6.2.16　左下8牛牙症矢状位

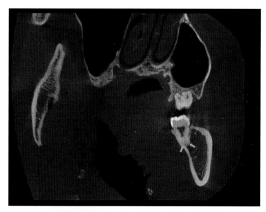

图6.2.17　左下8牛牙症冠状位

临床诊疗思路及讨论

牛牙症（taurodontism）以牙髓腔变大、牙根变短、颈溢痕不明显为典型特征，临床发病率为 0.57% ~ 4.37%。目前，该类牙牙髓根尖周病变的治疗仍以根管治疗为主。

牛牙症患牙髓腔高大，根管口位置根向移位且变异程度大，术中视野较差，同时根管腔内存在不同程度的钙化（包括髓腔内大块髓石钙化和根管内弥散性钙化），且分支复杂，为根管探查、预备和充填增加了难度 [13-16]。

第三节　根尖囊肿

　　根尖囊肿是一种根尖区的炎性病变，随着疾病发展会对根尖周骨质产生三维方向上的破坏。CBCT 能够有效帮助诊断病变范围，同时也能作为愈后的评估工具。笔者所在课题组正在致力于将人工智能（AI）技术应用于口腔影像辅助诊断，由 AI 自动检测识别CBCT 中的根尖囊肿并精确定位病变范围。

一、上颌前牙根尖囊肿

　　病例

　　基本信息：患者男性，37 岁。

　　CBCT 表现：在水平位视窗中将十字标放置于左上 2 根尖周病变中心处，矢状位或冠状位视窗中的十字标应平行或垂直于根长轴（图 6.3.1）。

　　矢状位：可见左上 2 腭侧一类圆形透射影，范围约 10mm×8 mm，边界清晰，致密骨白线包绕（图 6.3.2）。

　　冠状位：可见左上 1、2 根尖周约 13mm×10 mm 的透射影，边界清晰，致密骨白线包绕（图 6.3.3）。

　　水平位：可见切牙管左侧一类圆形透射影，范围约 13mm×10 mm，边界清晰，致密骨白线包绕（图 6.3.4）。

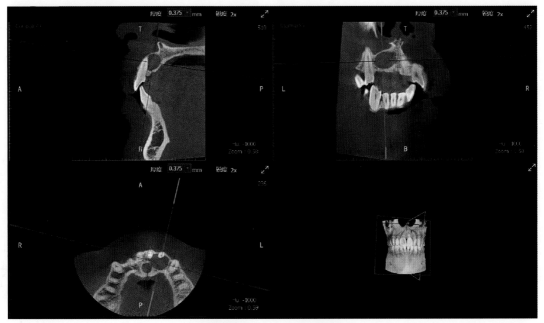

图6.3.1　左上2根尖囊肿

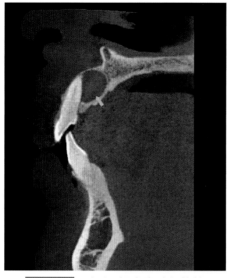

图6.3.2 左上2根尖囊肿矢状位

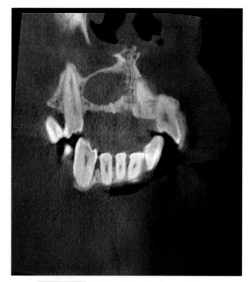

图6.3.3 左上2根尖囊肿冠状位

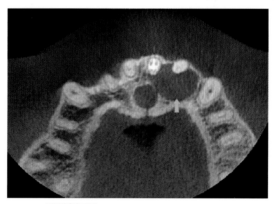

图6.3.4 左上2根尖囊肿水平位

二、下颌磨牙根尖囊肿

病例

基本信息：患者女性，35 岁。

CBCT 描述：在水平位视窗中将十字标放置于左下 6 的颊侧根管处，矢状位或冠状位视窗中的十字标应平行或垂直于根长轴（图 6.3.5）。

矢状位：可见左下 6 近中根尖周约 6 mm×5 mm 的透射影，边界清晰，致密骨白线包绕（图 6.3.6）。

冠状位：可见左下 6 根尖周一类圆形透射影，范围约 6 mm×6 mm，边界清晰，致密骨白线包绕（图 6.3.7）。

水平位：可见一类圆形透射影包绕牙根，范围约 6 mm×6 mm，边界清晰，致密骨白线包绕（图 6.3.8）。

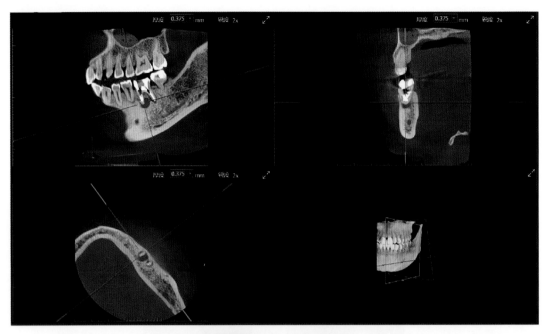

图6.3.5　左下6根尖囊肿

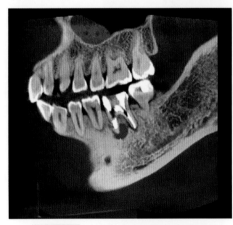

图6.3.6　左下6根尖囊肿矢状位

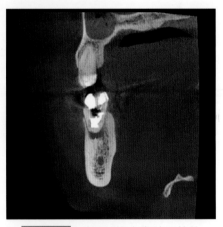

图6.3.7　左下6根尖囊肿冠状位

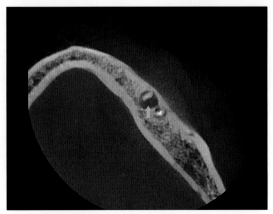

图6.3.8　左下6根尖囊肿水平位

临床诊疗思路及讨论

根尖囊肿是一种常见的牙源性囊肿类型，患者多由颌骨内根尖炎症肉芽组织开始，受到炎症的长期刺激，出现退行性病变、坏死、液化，进而导致囊腔形成[17]。随着囊腔的不断扩大，最终形成囊肿。在发生根尖囊肿后，随着囊腔内部压力的升高，周围组织液向囊腔内不断渗入，并对周围骨质造成压迫，从而引起囊肿体积逐渐增大[18]。相关资料显示，对于已形成囊肿的患者，其根尖肉芽肿、囊肿、脓肿如不接受针对性治疗，则无法消失[19]。既往研究指出，随着根尖囊肿患者病程延长，囊肿体积逐渐增大，这种变化不仅会对根尖周骨组织造成损伤，还可引起邻牙移位和继发性感染，严重时可引起全身反应[20]。目前根尖囊肿的治疗主要有根管外科手术和单纯根管治疗。有学者在研究中指出，采用根管外科手术对根尖囊肿进行治疗可有效缩短疗程，同单纯根管治疗相比，在病灶清除方面更为彻底、有效。借助 CBCT，医师可以全面了解囊肿与牙齿的关系、囊肿与颌骨骨壁的关系以及重要毗邻结构的关系，从而做好术前准备并制定最佳手术方案[21]。

第四节　骨结构不良

骨结构不良是一组发生于颌骨承牙部位根尖周区域，以纤维组织和化生性骨取代正常骨组织的特发性病变。因病变发展的不同阶段，病变内骨化生和牙骨质样物质沉积多少不同，X 线片上表现的病变密度也有所不同，需要在临床实践中多思考、多辨别。

下颌磨牙骨结构不良

病例一

基本信息：患者女性，54 岁。

CBCT 表现：在水平位视窗中将十字标放置于右下 7 的根尖处，矢状位或冠状位视窗中的十字标应平行或垂直于根长轴（图 6.4.1）。

矢状位：可见右下 7 根尖周团块状高密度影，边界清晰，周围有均匀低密度影包绕（图 6.4.2）。

冠状位：可见右下 7 根尖周团块状高密度影，边界清晰，周围有均匀低密度影包绕（图 6.4.3）。

水平位：可见右下 7 根尖周团块状高密度影，边界清晰，周围有均匀低密度影包绕（图 6.4.4）。

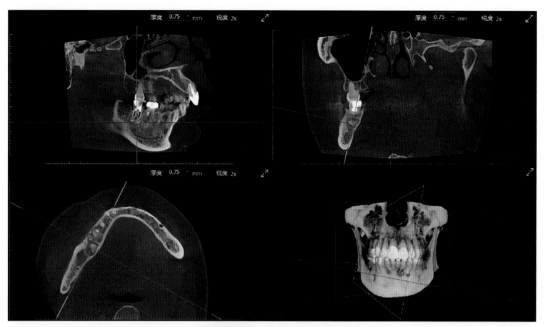

图6.4.1　右下7骨结构不良

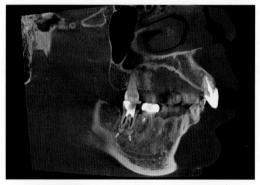

图6.4.2　右下7骨结构不良矢状位

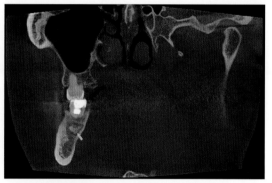

图6.4.3　右下7骨结构不良冠状位

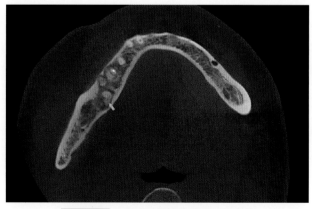

图6.4.4　右下7骨结构不良水平位

病例二

基本信息：患者男性，46 岁。

CBCT 表现：在水平位视窗中将十字标放置于右下 6 的近中颊根根尖处，矢状位或冠状位视窗中的十字标应平行或垂直于根长轴（图 6.4.5）。

矢状位：可见右下 6 近颊根根尖周团块状高密度影，边界清晰，周围有均匀低密度影包绕（图 6.4.6）。

冠状位：可见右下 6 近颊根根尖周团块状高密度影，边界清晰，周围有均匀低密度影包绕（图 6.4.7）。

水平位：可见右下 6 根尖周团块状高密度影，边界清晰，周围有均匀低密度影包绕（图 6.4.8）。

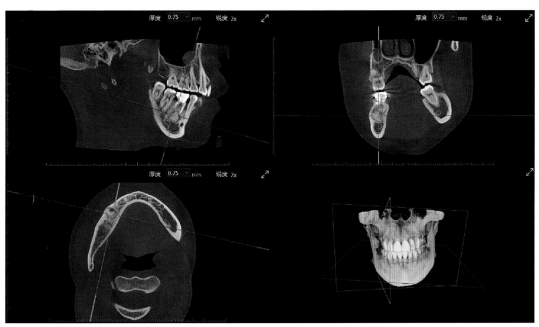

图6.4.5 右下6骨结构不良

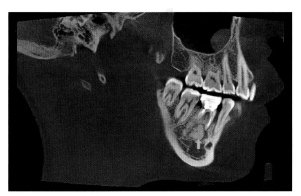

图6.4.6 右下6骨结构不良矢状位

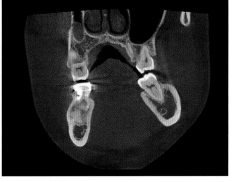

图6.4.7 右下6骨结构不良冠状位

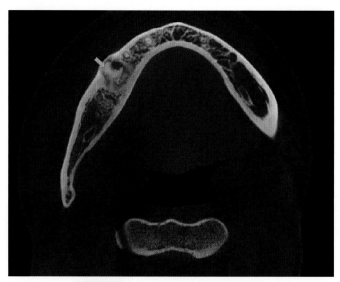

图6.4.8 右下6骨结构不良水平位

临床诊疗思路及讨论

骨结构不良（osseous dysplasia），旧称根尖周牙骨质结构不良、巨大牙骨质瘤，是一组发生于颌骨承牙部位根尖周区域，以纤维组织和化生性骨取代正常骨组织的特发性病变。

骨结构不良的影像学表现是：①溶骨期，根尖周出现类圆形低密度透射区，边缘不整齐，牙周膜间隙及骨硬板消失；②牙骨质形成期，病变区可见高密度点状或团块状的牙骨质小体的类钙化影像；③钙化成熟期，根尖区可见体积较大的团块状钙化影，周围有低密度线条影包绕[22-23]。

骨结构不良的鉴别诊断：①根尖周肉芽肿：其与溶骨期骨结构不良的根尖周透射影比较相似，但根尖周肉芽肿多伴有龋坏、牙发育异常或牙体缺损等病变。②骨化纤维瘤：其与牙骨质形成期骨结构不良的影像表现类似，但骨化纤维瘤的边界清楚，通常较大，周围无低密度线条影包绕，好发于前磨牙、磨牙区，多发生在 30 岁之前。③成牙骨质细胞瘤[24]：其与钙化成熟期骨结构不良类似，但成牙骨质细胞瘤根尖周圆形或不规则致密团块与牙根紧密相连，常因继发感染而有肿痛史[22]。

第五节 骨岛

骨岛，也称内生骨疣或特发性骨硬化症，是发生在松质骨中的一团密质骨，可能是软骨内化骨过程中的错误发育所致。随着种植术的开展，在检查中越来越多地发现了这种结构，在治疗中应予以重视。

下颌磨牙骨岛

病例一

基本信息：患者女性，45 岁。

CBCT 表现：在水平位视窗中将十字标放置于左下 6 的根尖高密度影处，矢状位或冠状位视窗中的十字标应平行或垂直于根长轴（图 6.5.1）。

矢状位：左下 6 远中根根尖周可见团块状高密度影，边界清晰，周围骨密度均匀，与左下 6 远中根根尖分离（图 6.5.2）。

冠状位：黄色标记处团块状高密度影，边界清晰，周围骨密度均匀（图 6.5.3）。

水平位：黄色标记处团块状高密度影，边界清晰，周围骨密度均匀（图 6.5.4）。

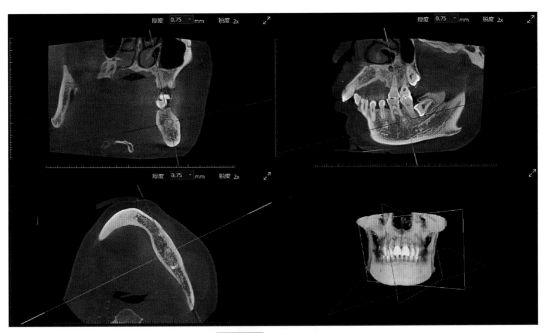

图6.5.1 左下6骨岛

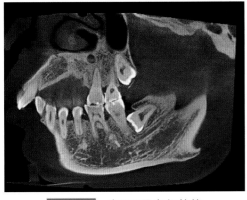

图6.5.2 左下6骨岛矢状位

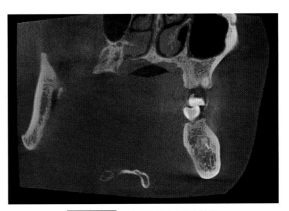

图6.5.3 左下6骨岛冠状位

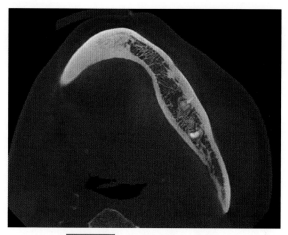

图6.5.4　左下6骨岛水平位

病例二

基本信息：患者女性，36 岁。

CBCT 表现：在水平位视窗中将十字标放置于左下 5 的根尖处，矢状位或冠状位视窗中的十字标应平行或垂直于根长轴（图 6.5.5）。

矢状位：左下 5 根尖周可见团块状高密度影，边界清晰，周围骨密度均匀，与左下 5 根尖有接触（图 6.5.6）。

冠状位：可见团块状高密度影，边界清晰，周围骨密度均匀（图 6.5.7）。

水平位：可见团块状高密度影，边界清晰，周围骨密度均匀（图 6.5.8）。

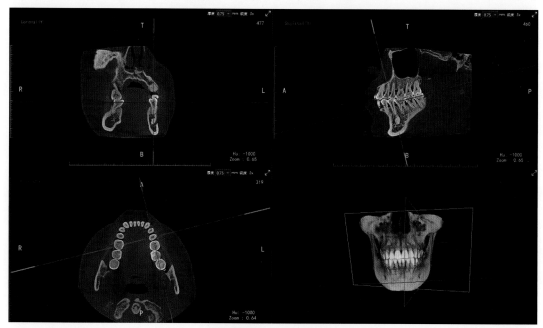

图6.5.5　左下5骨岛

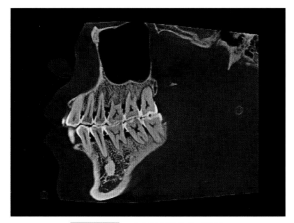

图6.5.6　左下5骨岛矢状位

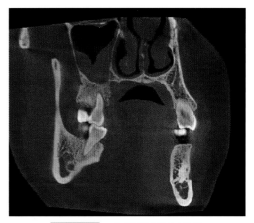

图6.5.7　左下5骨岛冠状位

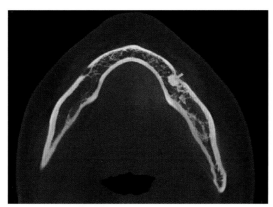

图6.5.8　左下5骨岛水平位

临床诊疗思路及讨论

颌骨骨岛多为圆形、卵圆形或形状不规则的边界清楚的高密度阻射硬化区，大小不定，通常数毫米到 2 cm，骨岛周围无低密度透射边缘包绕。多数骨岛与周围骨皮质相连，或有放射状或丝状边缘与周围硬骨板和骨皮质等结构相连[25-27]。

颌骨骨岛多发于女性，单发居多，下颌多于上颌，一般无临床症状，多在口腔诊疗拍片时偶然发现。但若出现牙根吸收、累及周围结构等现象，应及时处理，以免进一步发展；无症状者定期随访观察即可[28]。

第六节　牙根纵裂

牙根纵裂是指发生在牙根而未波及牙冠的纵向折裂，是一种非龋性疾病。牙根纵裂的早期，牙根隐裂纹很难在影像学检查中被发现，但此时患者已有咬合不适、胀痛等症状，需要临床医师仔细鉴别诊断。

一、下颌磨牙牙根纵裂

病例

基本信息：患者男性，44 岁。

CBCT 表现：在水平位视窗中将十字标放置于左下 6 远中根根尖 1/3 颊侧裂纹处，矢状位或冠状位视窗中的十字标应平行或垂直于左下 6 根长轴（图 6.6.1）。

矢状位：可见左下 6 远中根根管充填影像、远中根根管根周膜明显增宽影像，未见明确纵裂纹（图 6.6.2）。

冠状位：可见左下 6 根尖周明显低密度透射影像，未见明确纵裂纹（图 6.6.3）。

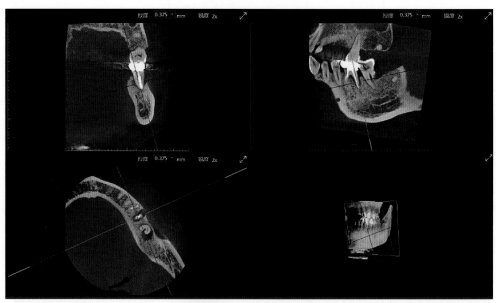

图6.6.1　左下6牙根纵裂

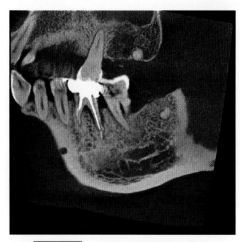

图6.6.2　左下6牙根纵裂矢状位

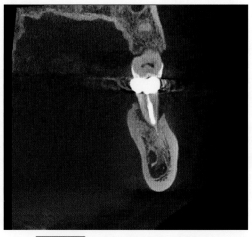

图6.6.3　左下6牙根纵裂冠状位

水平位：可见左下 6 远中根根周明显低密度透射影像，未见明确纵裂纹（图 6.6.4）。

临床照片：患牙拔除后，可见近远中根均有纵裂纹（图 6.6.5 和图 6.6.6）。

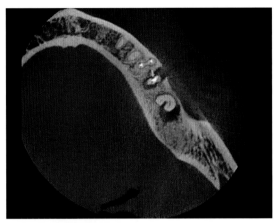

图6.6.4　左下6牙根纵裂水平位

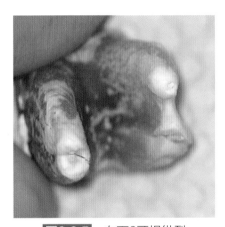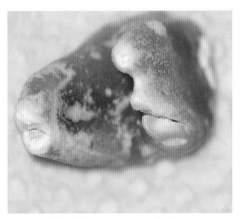

图6.6.5　左下6牙根纵裂　　　　　　图6.6.6　左下6牙根纵裂

二、上颌磨牙牙根纵裂

病例

基本信息：患者男性，54 岁。

CBCT 表现：在水平位视窗中将十字标放置于左上 8 根尖 1/3 裂纹处，矢状位或冠状位视窗中的十字标应平行或垂直于根长轴（图 6.6.7）。

矢状位：可见左上 8 根尖孔增宽影像（图 6.6.8）。

冠状位：未见左上 8 牙根纵裂影像（图 6.6.9）。

水平位：可见左上 8 根尖处，根管影像贯穿颊腭向（图 6.6.10）。

临床照片：患牙拔除后，可见根部裂纹（图 6.6.11 和图 6.6.12）。

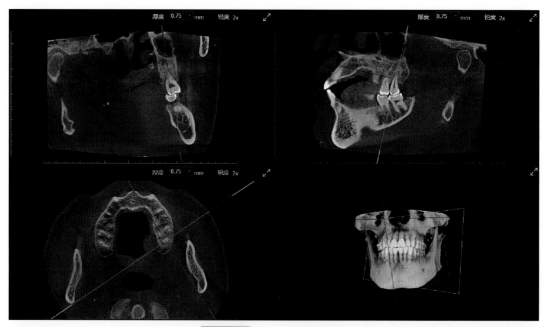

图6.6.7 左上8牙根纵裂

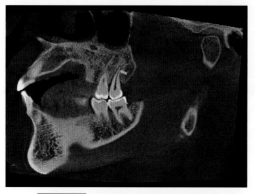

图6.6.8 左上8牙根纵裂矢状位

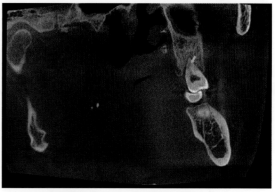

图6.6.9 左上8牙根纵裂冠状位

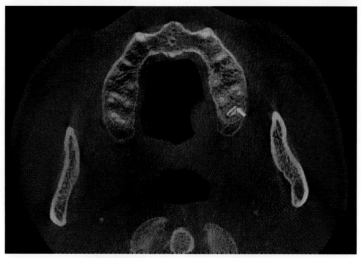

图6.6.10 左上8牙根纵裂水平位

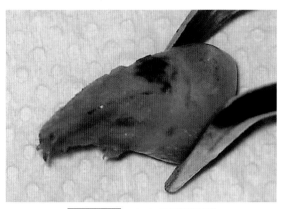

图6.6.11　左上8牙根纵裂

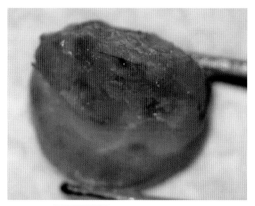

图6.6.12　左上8牙根纵裂

临床诊疗思路及讨论

牙根纵裂（vertical root fractures）是指根面上平行于牙长轴，从根尖延伸至冠方的纵向裂纹，此裂纹在水平方向上贯穿一侧或双侧根管壁[28]，使髓腔与牙周膜相连通。临床上牙根纵裂可见于活髓牙，即原发性牙根纵裂。此病最早由我国学者报道，并主要发生于中国人[29]。国外文献报道的牙根纵裂几乎均继发于牙髓治疗或修复治疗后的患牙[30]。由于牙根纵裂的部位隐蔽，缺乏典型的症状，临床上做出早期诊断比较困难。牙根纵裂一旦发生，由于缺少有效的治疗方法，患牙常常难以保留。因此，了解牙根纵裂发生的原因及危险因素，掌握其诊断方法，对临床上做出正确的治疗决策有重要意义[28]。

病因：无髓牙牙根纵裂主要与牙体组织缺损、牙齿承受应力的大小和分布，以及牙齿的韧性和抗疲劳性有关。慢性持续性创伤性咬合力和牙根受力不均是导致活髓牙牙根纵裂的主要原因，其次为牙周病和牙根发育缺陷[31]。

临床表现[32]：

（1）疼痛：多发生在咬合时，疼痛程度较轻，少有剧痛。慢性疼痛迁延不愈，完善的根管治疗后仍有疼痛时应当高度警惕牙根纵裂的发生。

（2）牙龈肿胀：范围较广泛，与牙周脓肿相似，主要集中在附着龈区域。

（3）瘘管：特点是远离折裂牙根，局部可能出现不止一个瘘管，瘘口主要在附着龈上。瘘管较长，瘘口的近根端指向根尖。

（4）骨缺损：在早期可有范围比较局限、深而窄的骨缺损，多发生在颊侧骨壁，逐渐向牙间隔骨蔓延，最终形成 U 字形的骨缺损。

辅助检查：

（1）X线根尖片：典型的特点是根裂线的边缘整齐，不论其长度如何，均通过根尖孔。

（2）CBCT：提供了牙体及根尖周组织的三维图像，而且分辨率较高，其诊断灵敏度可高达 81% 以上[4]。

第七节 牙折

牙折的临床诊断并不困难，影像学表现非常典型，重点在于治疗原则。

一、上颌前牙冠折

病例

基本信息：患者男性，32 岁。

CBCT 表现：在水平位视窗中将十字标放置于左上 1 的折裂纹影像处，矢状位或冠状位视窗中的十字标应平行或垂直于根长轴（图 6.7.1）。

矢状位：可见左上 1 牙颈部唇腭向折裂纹，冠根完全分离（图 6.7.2）。

冠状位：可见左上 1 牙颈部近远中向折裂纹，冠根完全分离（图 6.7.3）。

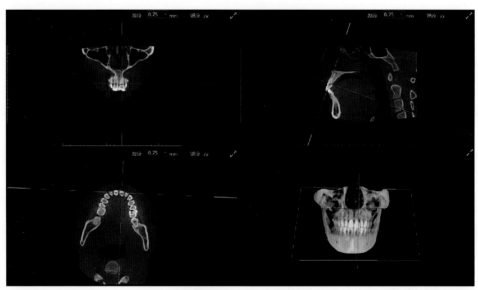

图6.7.1 左上1冠折

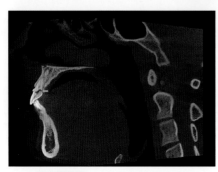

图6.7.2 左上1冠折矢状位

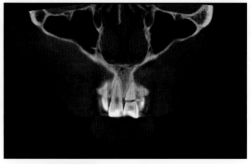

图6.7.3 左上1冠折冠状位

水平位：可见左上 1 近远中向折裂纹（图 6.7.4）。

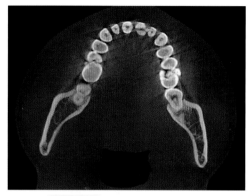

图6.7.4 左上1冠折水平位

二、上颌磨牙根折

病例

基本信息：患者男性，56 岁。

CBCT 表现：在水平位视窗中将十字标放置于左上 6 的折裂纹影像处，矢状位或冠状位视窗中的十字标应平行或垂直于根长轴（图 6.7.5）。

矢状位：可见左上 6 腭根根中 1/3 位置水平向折裂纹影像（图 6.7.6）。

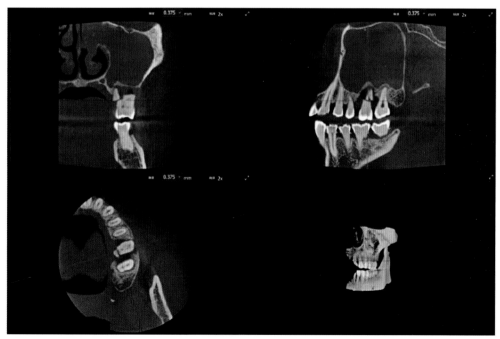

图6.7.5 左上6根折

冠状位：可见左上6由腭侧到根分叉区的颊腭向折裂纹，腭根与牙体完全分离（图6.7.7）。

水平位：可见左上6腭根近远中向的斜折裂纹（图6.7.8）。

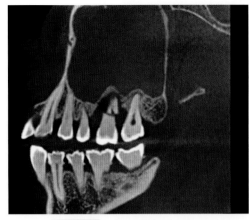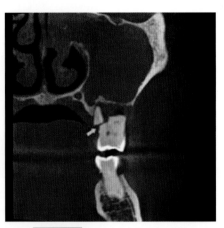

图6.7.6　左上6根折矢状位　　　　　　　　图6.7.7　左上6根折冠状位

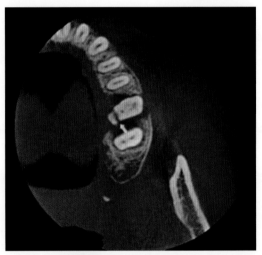

图6.7.8　左上6根折水平位

临床诊疗思路及讨论

牙折（tooth fracture）：按照部位不同分为冠折、根折、冠根折。

1. 冠折治疗原则 [35-36]

（1）少量釉质折断且无症状者，调磨锐利边缘，追踪观察牙髓情况。

（2）少量釉质、牙本质折断者，断面用对牙髓刺激小的玻璃离子水门汀覆盖，6~8周后若无症状，用复合树脂修复。

（3）牙本质折断近髓者，若为年轻恒牙，应间接盖髓，6~8周后或待根尖形成后用复合树脂或嵌体修复；成人牙可酌情做间接盖髓或根管治疗。

（4）冠折露髓者，若为年轻恒牙，应做直接盖髓或活髓切断术，待根尖形成后再做根管治疗或直接做牙冠修复；成人牙可在根管治疗后修复牙冠。

2．根折治疗原则[33,35]

（1）测定并记录牙髓活动情况。活力尚存的患牙应定期复查，若日后发生牙髓坏死，再做根管治疗。

（2）根尖 1/3 处根折的患牙，如牙髓状况良好，可调𬌗后观察。

（3）其余部位的根折，如未与龈沟相通，可立即复位、固定，一般固定 3 个月。

（4）折断线与口腔相通者，一般应拔除患牙。如残留断根有一定长度，可摘除断冠，做根管治疗，然后做龈切除术或冠延长术，或用正畸方法牵引牙根，再以桩冠修复。

3．冠根折治疗原则[34,36]

多数患牙需拔除。少数情况下，折断线距龈缘近或剩余牙根长，则可摘除断冠，做根管治疗，然后行冠延长术，或用正畸方法牵引牙根后做桩冠修复。

第八节　牙根外吸收

牙根出现外吸收后，要点是控制吸收的进一步发展。应慎重考虑预后情况，及早告知患者，做好拔除患牙的心理准备。

一、上颌磨牙牙根外吸收

病例

基本信息：患者女性，42 岁。

CBCT 表现：在水平位视窗中将十字标放置于右上 7 远中根与右上 8 相交处，矢状位或冠状位视窗中的十字标应平行或垂直于根长轴（图 6.8.1）。

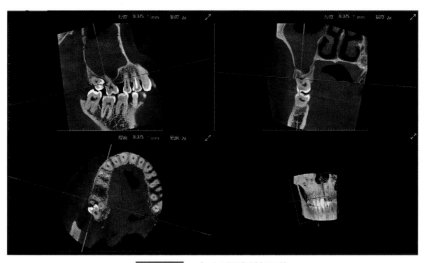

图6.8.1　右上7牙根外吸收

矢状位及冠状位：可见右上 8 近中阻生，右上 7 远中根受压吸收。上颌窦黏膜大面积增厚（图 6.8.2 和图 6.8.3）。

水平位：可见右上 7 远中根牙根外吸收（图 6.8.4）。

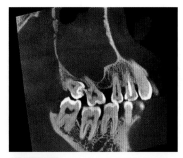

图6.8.2 右上7牙根外吸收矢状位

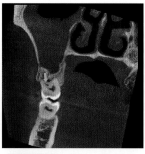

图6.8.3 右上7牙根外吸收冠状位

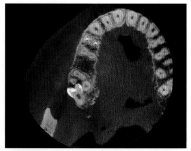

图6.8.4 右上7牙根外吸收水平位

二、上颌前牙牙根外吸收

病例

基本信息：患者女性，31 岁。

CBCT 表现：在水平位视窗中将十字标放置于左上 1 根尖处，矢状位或冠状位视窗中的十字标应平行或垂直于根长轴（图 6.8.5）。

矢状位及冠状位：可见左上 1 牙根明显吸收，至牙颈部（图 6.8.6 和图 6.8.7）。

水平位：左上 1 无明显异常（图 6.8.8）。

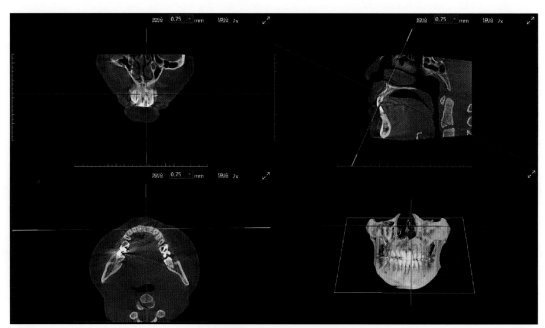

图6.8.5 左上1牙根外吸收

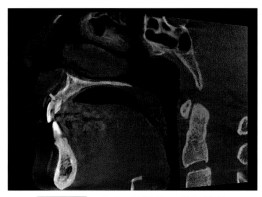

图6.8.6　左上1牙根外吸收矢状位

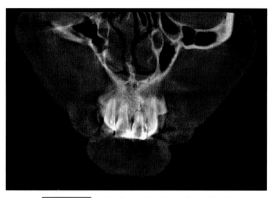

图6.8.7　左上1牙根外吸收冠状位

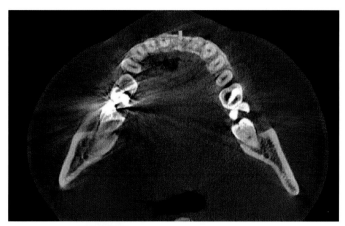

图6.8.8　左上1牙根外吸收水平位

临床诊疗思路及讨论

根据已有的临床报告，牙根外吸收的发生与以下情况有关 [36-38]：

（1）在牙齿外伤后、咬合创伤和牙周组织炎症的情况下，患牙常出现牙根外吸收。

（2）牙根局部的压力作用，如颌骨内囊肿、肿瘤或阻生、埋伏牙的压迫作用。

（3）某些口腔科的治疗过程，如无髓牙用高浓度过氧化氢漂白治疗，可引起牙颈部外吸收；正畸治疗以及自体牙移植或再植后引起的外吸收也不少见。

（4）全身性疾病：某些造成体内钙代谢紊乱的系统病，如甲状旁腺功能减退或亢进、钙质性痛风等。

（5）原因不明的特发性外吸收，表现为多个牙广泛的、迅速进展的外吸收。

对于牙根外吸收的患牙，临床治疗可以从以下几个方向考虑 [39-41]：

（1）根管内封置氢氧化钙制剂可防止牙根外吸收的进展。

（2）除去压迫因素，如调整咬合、拔除埋伏牙、摘除肿瘤。

（3）对于牙颈部的外吸收，可在相应的牙周或牙髓治疗后进行充填或修复。

第九节 牙内吸收

关于牙内吸收的临床诊疗思路及讨论，后文将做明确且简洁的总结，在此特别提醒：当牙内吸收伴有穿通时，根据穿通部位不同，应当考虑MTA修补与根管充填的先后顺序。

一、下颌磨牙牙内吸收

病例

基本信息：患者男性，52 岁。

CBCT 表现：在水平位视窗中将十字标放置于左下 6 的根中 1/3 处，矢状位或冠状位视窗中的十字标应平行或垂直于根长轴（图 6.9.1）。

矢状位：可见左下 6 近中根中段根管影像明显增宽（图 6.9.2）。

冠状位：可见左下 6 舌侧根管明显增宽，舌侧牙槽骨退缩严重（图 6.9.3）。

水平位：可见左下6根尖周低密度影，近中舌根根管膨大且与低密度影相通（图6.9.4）。

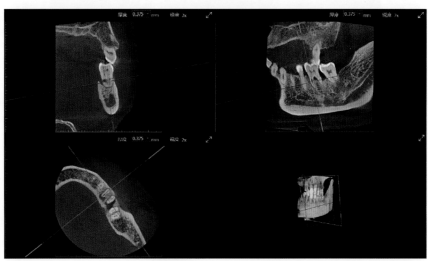

图6.9.1 左下6牙内吸收

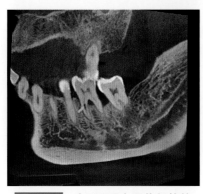

图6.9.2 左下6牙内吸收矢状位

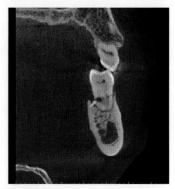

图6.9.3 左下6牙内吸收冠状位

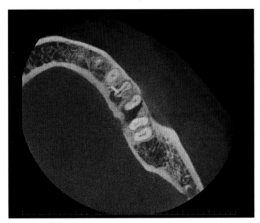

图6.9.4 左下6牙内吸收水平位

二、上颌磨牙牙内吸收

病例

基本信息：患者男性，60 岁。

CBCT 表现：在水平位视窗中将十字标放置于左上 6 的近中根根分叉处，矢状位或冠状位视窗中的十字标应平行或垂直于根长轴（图 6.9.5）。

矢状位：可见左上 6 近中根管影像明显增宽，与根分叉区低密度影相通（图 6.9.6）。

冠状位：可见左上 6 颊侧根管明显增宽，缺损区域与周围低密度影相通（图 6.9.7）。

水平位：可见左上 6 颊侧根管明显增宽（图 6.9.8）。

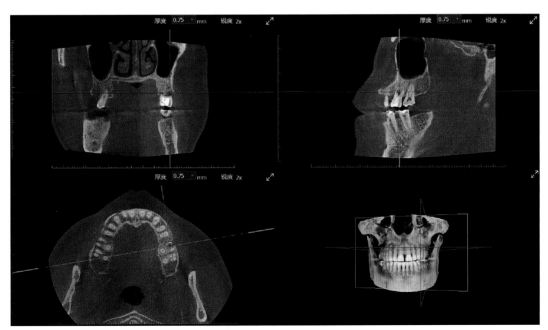

图6.9.5 左上6牙内吸收

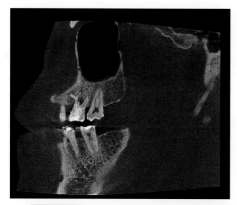

图6.9.6　左上6牙内吸收矢状位

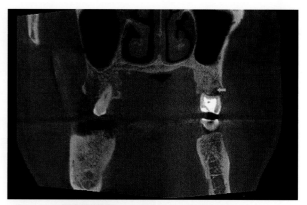

图6.9.7　左上6牙内吸收冠状位

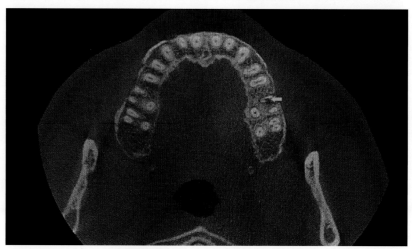

图6.9.8　左上6牙内吸收水平位

三、上颌前磨牙牙内吸收

病例

基本信息：患者女性，31 岁。

CBCT 表现：在水平位视窗中将十字标放置于左下 4 根中 1/3 处，矢状位或冠状位视窗中的十字标应平行或垂直于根长轴（图 6.9.9）。

矢状位：可见左下 4 根管明显增宽（图 6.9.10）。

冠状位：可见左下 4 根管明显增宽，舌侧根管影像不连续（图 6.9.11）。

水平位：可见左下 4 根管膨大，牙体影像不连续（图 6.9.12）。

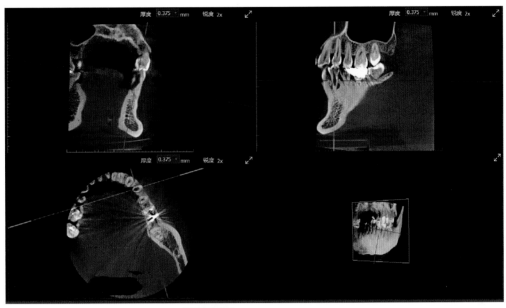

图6.9.9　左下4牙内吸收

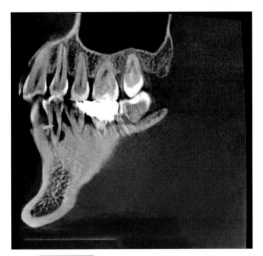

图6.9.10　左下4牙内吸收矢状位

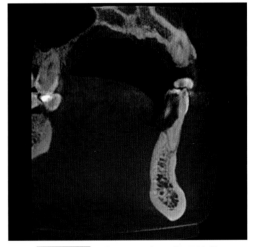

图6.9.11　左下4牙内吸收冠状位

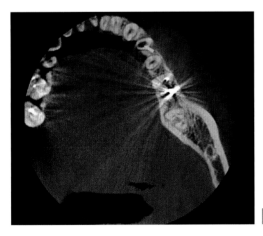

图6.9.12　左下4牙内吸收水平位

临床诊疗思路及讨论

牙内吸收（internal resorption）是指牙髓组织分化出破牙本质细胞，从髓腔内部吸收牙体硬组织，形成不可复性的损害。

牙内吸收是一种不常见的病症，表现为牙髓腔和根管周围的牙体硬组织吸收破坏。普遍认为，牙内吸收与前期牙本质及成牙本质细胞层的破坏有关，后者造成牙本质细胞及矿化牙本质破坏，引起牙内吸收。

治疗原则 [42-43]：

（1）彻底去除肉芽性牙髓组织。

（2）根管壁穿通者，可在显微镜下行 MTA 修补，再行根管治疗术。

（3）若根管壁吸收严重，硬组织破坏过多，牙体松动度过大，可考虑拔除后修复。

参考文献

[1] Vizzotto M B, Silverira P F, Arus N A, et al. CBCT for the assessment of second mesiobuccal (MB2) canals in maxillary molar teeth: effect of voxel size and presence of root filling. Int Endod J, 2013, 46(9): 870-876.

[2] 缪惠灵，吴大明，徐海，等. 下颌前牙根管形态的锥形束 CT 分析. 南京医科大学学报（自然科学版），2017，37(6): 762-766.

[3] 贾智，孟媛媛，王丽君，等. 下颌第一前磨牙根管形态及牙根变异的锥形束 CT 研究. 医学研究生学报，2017，30(9): 948-952.

[4] 杨婕. 锥形束 CT 对根管治疗前后病变区域变化的评估作用. 临床和实验医学杂志，2016，15(5): 480-483.

[5] 吴顺英，冯浩，邹小贤，等. 口腔锥形束 CT 在下颌第二磨牙 C 形根管诊治中的应用. 口腔医学，2013，33(4): 258-260.

[6] 葛立宏. 儿童口腔医学. 北京：人民卫生出版社，2014：77-79.

[7] Thirumalaisamy E, Baskaran P, Jeyanthi K, et al. Talon cusp in fused teeth: a rare concomitant occurrence. J Oral Maxillofac Pathol, 2012,16(3): 411-413.

[8] 王东旭，张敏英，马立亚. 乳侧切牙乳尖牙融合伴继发恒牙融合 1 例及相关文献回顾. 实用口腔医学杂志，2020，36(3): 545-547.

[9] 王军辉，张百泽，葛鑫，等. 西安市 3488 例学龄前儿童乳牙融合牙调查. 临床口腔医学杂志，2016，32(2)：82-85.

[10] 李宁，高益鸣. 下颌第二磨牙与多生牙融合 1 例临床分析. 中国实用口腔科杂志，2013，6(4)：254-255.

[11] 王艳开，高磊，石利强，等. 牙半切术治疗上颌侧切牙与多生牙融合 1 例. 实用口腔医学杂志，2014，30(2)：284-286.

[12] 陶丹，应于康，吴伟力，等. 上颌高位阻生第三磨牙与多生牙融合 1 例. 实用口腔医学杂志，2014，30(3)：438-439.

[13] 邵美瑛，郑广宁，胡涛，等. 牛牙症根管治疗 1 例和文献综述. 国际口腔医学杂志，2009，36(3)：288-290.

[14] 李凤霞. 锥形束 CT 在牛牙症诊断及治疗中的导航作用. 中华老年口腔医学杂志，2020，18(1)：14-15.

[15] 林垚，尹伟，徐东伟，等. 根管再治疗的上颌磨牙根管数目和牙根变异情况的研究. 牙体牙髓牙周病学杂志，2017，27 (10)：578-582，592.

[16] Jafarzadeh H, Azarpazhooh A, Mayhall J T. Taurodontism: a review of the condition and endodontic treatment challenges. Int Endod J, 2008, 41(5): 375-388.

[17] 黄志昌，陈家鑫. 单纯根管治疗与一次性根管充填结合即刻手术治疗在前牙根尖周囊肿的治疗效果比较. 山西医药杂志，2018，47(8)：899-900.

[18] 甄栋，付美清，史勇勇. 根尖囊肿根管外科手术与单纯根管治疗的疗效对比分析. 中国现代药物应用，2017，11 (20)：34-36.

[19] 任小华，韩红娟，吴浩，等. 上中切牙根尖囊肿治疗后正畸牙移动的初步研究. 实用医院临床杂志，2018，15(4)：83-85.

[20] 李昆仑. 牙根尖囊肿患者同步根管治疗联合根尖手术的疗效分析. 国际医药卫生导报，2018，24(5)：652-655.

[21] 李杰. 根尖囊肿根管外科手术与单纯根管治疗的疗效对比分析. 中国药物与临床，2020，20(19)：3253-3255.

[22] 马绪臣. 口腔颌面医学影像学. 北京：北京大学医学出版社，2014.

[23] 王虎. 牙骨质结构不良的 X 线多样性表现与口腔临床相关性. 华西口腔医学杂志，2017，35(6)：565-570.

[24] 许来青，刘媛媛，罗晶晶，等. 成牙骨质细胞瘤的临床及影像表现分析. 华西口腔医学杂志，2015，33(4)：419-422.

[25] Greenspan A. Sclerosing bone dysplasias: a target-site approach. Skeletal Radiol, 1991, 20(8): 561-583.

[26] Geist J R, Katz J O. The frequency and distribution of idiopathic osteosclerosis. Oral Surg Oral Med Oral Pathol, 1990, 69(3): 388-393.

[27] 宋雪娟，王虎，刘媛媛，等. 应用 CBCT 观察颌骨骨岛的发生特点和分布规律. 临床口腔医学杂志，2017，33(8)：463-466.

[28] 何双双，刘媛媛，宋雪娟，等. 颌骨骨岛的 CBCT 影像分析及分型. 临床口腔医学杂志，2017，33(5)：283-285.

[29] 董艳梅. 牙体牙髓病临床问题解析Ⅸ：牙根纵裂的病因、危险因素及临床诊断. 中华口腔医学杂志，2011，46(10)：627-630.

[30] 栾毅君，徐岩，杨丕山. 牙根纵裂的诊治新进展. 滨州医学院学报，2013，36(3)：207-208，222.

[31] 胡彬. 牙根纵裂的探析. 中华老年口腔医学杂志，2015，13(62)：67-67.

[32] 王嘉德，高学军. 牙体牙髓病学. 北京：北京大学医学出版社，2006：492.

[33] 张震康，俞光岩. 口腔颌面外科学. 2 版. 北京：北京大学医学出版社，2013.

[34] Kim C, Choi E, Park K M, et al. Characteristics of patients who visit the dental emergency room in a dental college hospital. J Dent Anesth Pain Med, 2019, 19(1): 21-27.

[35] Fouad A F, Abbott P V, Tsilingaridis G, et al. International Association of Dental Traumatology guidelines for the management of traumatic dental injuries: 2. Avulsion of permanent teeth. Dent Traumatol, 2020, 36(4): 331-342.

[36] Day P F, Hicks L, Andreasen J O, et al. International Association of Dental Traumatology guidelines for the management of traumatic dental injuries: 3. Injuries in the primary dentition. Dent Traumatol, 2020, 36(4): 343-359.

[37] Elhaddaoui R, Qoraich H S, Bahije L, et al. Orthodontic aligners and root resorption: a systematic review. Int Orthod, 2017, 15(1): 1-12.

[38] Khan A R, Fida M, Shaikh A. Evaluation of apical root resorption in endodontically treated and vital teeth in adult orthodontic subjects. J Ayub Med Coll Abbottabad, 2018, 30(4): 506-510.

[39] 谢晓艳，贾淑梅，孙志辉，等. 分辨率设置与锥形束 CT 检测牙根外吸收的可靠性. 北京大学学报（医学版），2019，51(1)：75-79. DOI:10.19723/j.issn.1671-167X.2019.01.014.

[40] Aminoshariae A, Kulild J C, Syed A. Cone-beam computed tomography compared with intraoral radiographic lesions in endodontic outcome studies: a systematic review. J Endod, 2018, 44(11): 1626-1631.

[41] 陈雪，李纾. 牙颈部外吸收. 国际口腔医学杂志，2019，46(5)：516-521.

[42] 高学军. 现代口腔内科学诊疗手册. 北京：北京医科大学出版社，2000.

[43] 王晓仪，朱亚琴. 现代根管治疗学. 北京：人民卫生出版社，2006.

第七章

锥形束 CT 影像中的牙周组织

传统影像学检查如根尖片、曲面体层片等，是用二维的平面图像反映三维的立体牙齿，往往因为影像重叠而与实际情况有一定差异，不利于病变的早期发现和长期观察；螺旋 CT 虽是三维影像，但是放射剂量较 CBCT 大，因此在牙周病诊疗领域应用很少[1]。CBCT 具有低辐射、高空间分辨力、三维成像的特点，可获得与真实情况大小相当（1∶1）的图片信息[2-3]。它能清晰地呈现牙周病患者牙槽骨的缺损情况以及牙周膜、牙龈和邻近骨骼的重要解剖结构等，对牙槽骨的吸收情况和牙槽骨的外形及牙龈厚度等进行尽可能精确的评估[4]，对牙周病患牙病因判断、诊断、预后判断、治疗方案制定、手术计划实施以及术后远期疗效观察均有非常重要的意义。

第一节 对牙槽骨的观察

病例一

基本信息：患者女性，41 岁。

CBCT 表现：

矢状位：可见左上 6 根分叉区低密度影，与远中颊根根尖区低密度影相通（图 7.1.1）。

冠状位：可见左上 6 颊根与腭根间根分叉处低密度影，上颌窦底骨板完整，未与牙周病变相通（图 7.1.2）。

水平位：可见左上 6 颊根根分叉处低密度影（图 7.1.3）。

病例二

基本信息：患者男性，52 岁。

CBCT 表现：

矢状位：右下 6 远中根垂直骨吸收达根尖周，伴近远中根间根分叉病变（图 7.1.4）。

冠状位：右下 6 可见远中两根，远中颊、舌根之间亦有根分叉病变，根柱长，根分叉低（图 7.1.5）。

水平位：右下 6 远中颊根和舌根根周骨吸收明显，根分叉区病变面积大，累及近中根，伴远中舌根舌侧骨板缺损（图 7.1.6）。

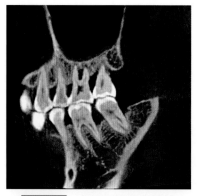

图7.1.1 左侧牙槽骨矢状位

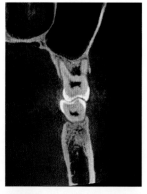

图7.1.2 左侧牙槽骨冠状位

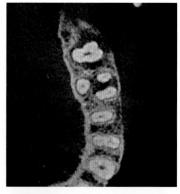

图7.1.3 左侧牙槽骨水平位

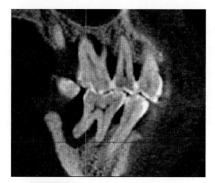

图7.1.4 右侧牙槽骨矢状位

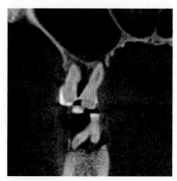

图7.1.5 右侧牙槽骨冠状位

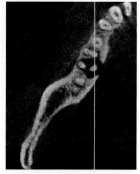

图7.1.6 右侧牙槽骨水平位

病例三

基本信息：患者男性，52 岁。

CBCT 表现：

矢状位：左上 4 近中垂直骨吸收达根尖周，伴根尖周低密度影（图 7.1.7）。

冠状位：左上 4 可见腭根根尖病变与颊腭根之间根分叉病变相通，根分叉窄（图 7.1.8）。

水平位：左上 4 颊根和腭根根尖周骨吸收明显，累及左上 3 远中根面，左上 4 颊侧皮质骨板不连续（图 7.1.9）。

病例四

基本信息：患者女性，58 岁。

CBCT 表现：治疗前可见左上 3、4、5 颊舌侧骨吸收达根尖区，伴根周膜影像增宽（图 7.1.10）。牙周基础治疗后可见左上 3、4、5 颊舌侧骨吸收明显改善，骨高度增加，骨密度增加（图 7.1.11）。

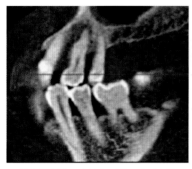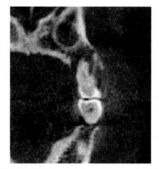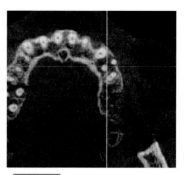

| 图7.1.7 左侧牙槽骨矢状位 | 图7.1.8 左侧牙槽骨冠状位 | 图7.1.9 左侧牙槽骨水平位 |

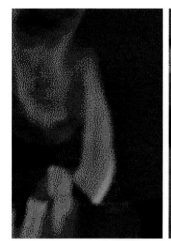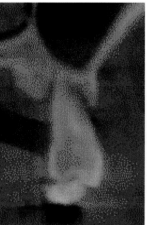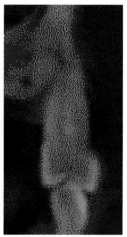

图7.1.10 牙周基础治疗前左上3、4、5 CBCT

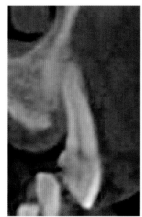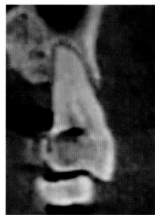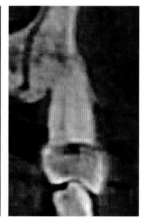

图7.1.11 牙周基础治疗后左上3、4、5 CBCT

病例五

基本信息：患者女性，65 岁。

CBCT 描述：

冠状位及矢状位：可见右上 7 根横折影（图 7.1.12）

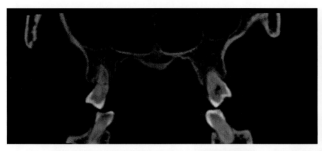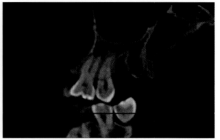

图7.1.12 右上7根横折

临床诊疗思路及讨论

Misch 等 [5] 评价了 CBCT 体外检查牙周疾病的准确性，结果显示所有牙槽骨缺损均能通过 CBCT 得到明确诊断，且 CBCT 可清晰显示颊舌侧骨缺损，这是根尖片等常规检查无法比拟的。临床工作中 CBCT 不仅对诊断有意义，对预后判断和后期治疗方案的拟定都极其重要（如病例一至病例三）。病例一显示上颌第一磨牙根分叉区两颊根间病变累及远中颊根根尖区，判断此牙预后不佳。病例二显示下颌磨牙根分叉受累，判断患牙预后差，建议拔除。病例三显示牙周牙髓联合病变合并 III ~ IV 度根分叉病变，判断患牙预后差，建议拔除。

CBCT 还适用于牙槽骨纵向观察随访，以了解掌握治疗前后牙槽骨的变化情况。有学者 [6] 应用 CBCT 观测牙周基础治疗前后牙槽骨高度和密度的变化，结果表明牙周基础治疗在一定程度上促进了牙槽骨高度和密度增加，提示牙槽骨有修复和再生。我们在临床工作中发现，牙周基础治疗前后牙槽骨密度和高度均有显著改善。如病例四中显示，基础治疗前左上 3 至左上 5 腭侧骨吸收明显，根周膜增宽明显，经过牙周刮治和根面平整及纤维带固定调𬌗治疗后 4 个月，牙槽骨高度增加，骨密度也有所增加，根周膜增宽减少，牙齿预后稳定。近年来一些针对牙周病患者正畸的纵向研究均以 CBCT 作为观察手段，发现正畸过程中牙槽骨高度无显著变化，骨密度有所降低 [7]。

CBCT 在诊断牙体硬组织折裂（如根折、根纵裂）引起的牙周组织破坏中发挥了重要作用。Hu 等 [8] 通过 Meta 分析研究发现，CBCT 诊断根折的准确性很高：当 CBCT 可见阳性结果时，诊断根折准确率很高；当 CBCT 显示阴性结果时，诊断根折一定要慎重，尤其是对进行过根管治疗的牙齿。例如病例五，CBCT 显示根横折，虽然曲面体层片和根尖片无明显异常，探诊无深袋，咬诊和叩诊（±），仍可明确诊断根横折，建议拔除患牙。

第二节　在牙周手术中的应用

病例一

基本信息：患者女性，38 岁。

CBCT 表现：以下为左下 5 引导组织再生术（GTR）前后的 CBCT 表现。

矢状位：术前可见左下 5 近中骨角形吸收，左下 6 拔牙后位点保存（图 7.2.1）。左下 5 植骨术后 6 个月可见近中骨再生，左下 6 种植体植入冠修复（图 7.2.2）。

水平位：术前可见左下 5 近中骨缺损（图 7.2.3），术后可见左下 5 近中骨再生（图 7.2.4）。

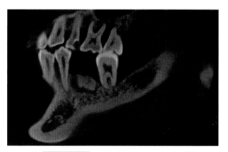

图7.2.1　术前左下5矢状位

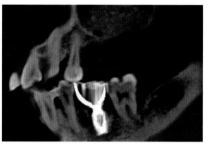

图7.2.2　术后左下5矢状位

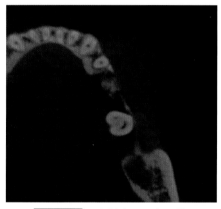

图7.2.3　术前左下5水平位

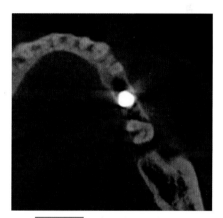

图7.2.4　术后左下5水平位

临床照片：术前、术中临床牙周探诊照片见图 7.2.5 和图 7.2.6。

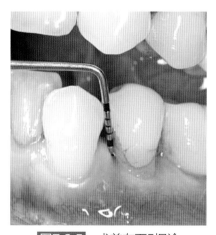

图7.2.5　术前左下5探诊

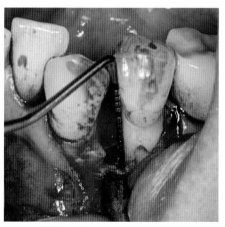

图7.2.6　术中左下5探诊

病例二

基本信息：患者女性，32 岁。

CBCT 描述：

矢状位：可见右下 1 唇侧骨吸收至近根尖区，舌侧骨板厚度仅 1 mm（图 7.2.7）。

临床照片：可见右下 1 唇侧龈裂，建议行膜龈手术增厚软组织，使其覆盖根面（图 7.2.8）。

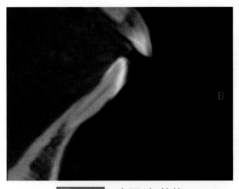

图7.2.7　右下1矢状位

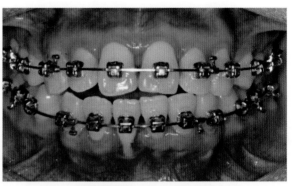

图7.2.8　右下1唇面观

临床诊疗思路及讨论

牙周手术特指以控制或消除牙周疾病为目的，对牙龈、牙槽骨等软硬组织进行治疗的手术方法，主要用于清除牙周病变组织，改善导致牙周病变、妨碍美观以及影响修复（种植）体就位和功能的不良解剖形态，达到改善牙周病患牙（或其替代物）预后及美观的意图。根据手术具体意图不同，牙周手术可分为两类，即以消除牙周袋为目的的手术和以纠正牙龈、黏膜软组织形态缺陷为目的的手术。

不规则的骨形态、深在的骨坑、需要手术处理的增生性骨病变以及基础治疗器械难以到达的 Ⅱ～Ⅳ度根分叉感染区均是牙周手术的适应证。借助 CBCT，医生可以在术前对牙槽骨的吸收情况和牙槽骨的外形进行精确的评估[9]，进而明确诊断，制定有针对性的、可行的手术计划。有研究显示，利用 CBCT 和显微镜进行牙周手术较常规的牙周手术能更有效、彻底地去除菌斑生物膜，降低牙周袋深度，从而更好地维持远期疗效，进一步防止炎症复发[10]。我们在临床工作中观察到，如病例一显示，左下 5 近中垂直型骨吸收，2 壁骨袋，植骨术后可见近中骨袋内骨移植材料填满，6 个月后骨高度仍然保持。CBCT 在膜龈手术中的应用主要集中在术前评估方面。如病例二显示，右下第一切牙唇侧 Miller Ⅲ度龈退缩，CBCT 显示牙根唇侧骨板高度位于根尖区，舌侧骨板厚度仅 1 mm，无法进行牙根舌侧移动，改变牙齿转矩，只能通过膜龈手术改善唇侧软组织不足。

参考文献

[1] 马绪臣. 口腔颌面锥形束 CT 的临床应用. 北京：人民卫生出版社，2011：4.

[2] 渠薇，李刚，马绪臣. 锥形束 CT 在牙体牙髓病诊治中的研究进展. 中华口腔医学研究杂志 (电子版)，2014，8(2)：55-60.

[3] 李蓓，王瑶，李钧. 利用解剖参照点在不同锥形束 CT 中定位同一位点的研究. 北京口腔医学，2014，22(4)：3.

[4] Vandenberghe B, Jacobs R, Yang J . Detection of periodontal bone loss using digital intraoral and cone beam computed tomography images: an in vitro assessment of bony and/or infrabony defects. Dentomaxillofac Radiol, 2008, 37(5): 252-260.

[5] Misch K A, Yi E S, Sarment D P. Accuracy of cone beam computed tomography for periodontal defect measurements. Periodontol, 2006, 77(7): 1261-1266.

[6] 赵海礁，谭丽思，王宏岩，等. 应用锥形束 CT 浅析牙周基础治疗对慢性牙周炎牙槽骨骨量的影响. 口腔医学研究，2015，31(10)：5.

[7] 马志贵，樊林峰，房兵. 应用 CBCT 评价牙周病正畸治疗中牙槽骨状态的价值. 上海口腔医学，2010，19(2)：5.

[8] Long H, Zhou Y, Ye N, et al. Diagnostic accuracy of CBCT for tooth fractures: a meta-analysis. J Dent, 2014, 42(3): 240-248.

[9] Green P T, Mol A, Moretti A J, et al. Comparing the diagnostic efficacy of intraoral radiography and cone beam computed tomography volume registration in the detection of mandibular alveolar bone defects. Oral Surg Oral Med Oral Pathol Oral Radiol, 2019, 128(2): 176-185.

[10] Fleiner J, Hannig C, Schulze D, et al. Digital method for quantification of circumferential periodontal bone level using cone beam CT. Clin Oral Investig, 2013, 17(2): 389-396.

第八章

锥形束 CT 影像在口腔外科中的应用

上颌窦和下颌管是重要的风险解剖结构。在口腔外科牙齿拔除术中，上颌窦瘘和下牙槽神经损伤是常见并发症，多由术者对牙齿与上述解剖结构的位置关系分析有误，风险评估不足所致。CBCT 能够清晰、直观地呈现牙齿与重要风险解剖结构的位置关系，为口腔外科医师提供术前准确评估的依据，有效减少并发症的发生。这是本章的精华所在。

第一节 多生牙

多生牙在临床实践中属于一种常见病，当多生牙影响到正常牙齿行使功能时，应当予以拔除。CBCT 影像提供多生牙的三维空间位置信息，为口腔外科医师术前评估和制定方案提供参考。

上颌多生牙

病例
基本信息：患者男性，7 岁。

CBCT 表现：首先在 CBCT 的全景片中大致确认多生牙位于右上 1 根方，在水平位视窗中将十字标放置于右上 1 根方多生牙处，多生牙位于右上 1 腭侧。此时需要观察多生牙的长轴方向，在矢状位或冠状位视窗中使十字标平行或垂直于多生牙长轴（图 8.1.1）。此时可根据实际情况在三个视窗中进行细微调整，以得到最佳观测图像（以下同，不再赘述）。

矢状位：可见多生牙位于右上 1 腭侧，与右上 1 牙体长轴平行（图 8.1.2）。

冠状位：可见右上 1 处的多生牙（图 8.1.3）。

水平位：可见多生牙位于右上 1 腭侧，紧邻切牙管（图 8.1.4）。

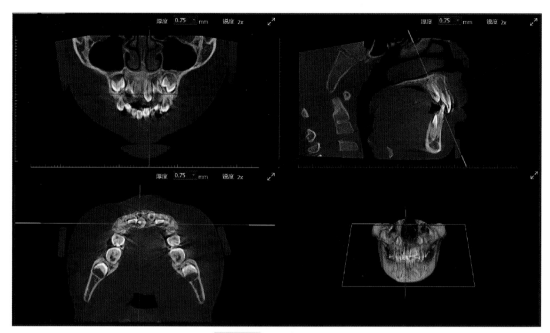

图8.1.1　右上1多生牙

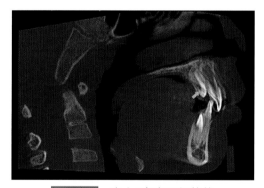

图8.1.2　右上1多生牙矢状位

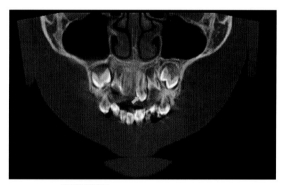

图8.1.3　右上1多生牙冠状位

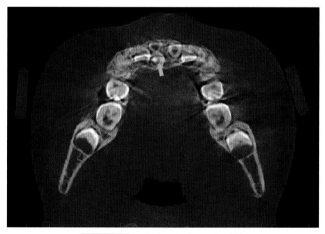

图8.1.4　右上1多生牙水平位

临床照片：切开，翻腭侧瓣，拔除多生牙（图 8.1.5 和图 8.1.6）。

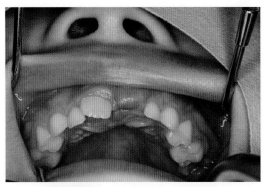

图8.1.5 右上1多生牙临床照片

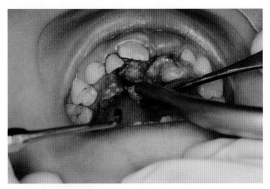

图8.1.6 右上1多生牙术中照片

临床诊疗思路及讨论

多生牙（supernumerary tooth）指发育的牙数量超过正常数目。在人群中其发生率约为 1%。

在任何牙位都可能发生多生牙，但它们有明显的好发牙位：最常见的是上颌正中多生牙（mesiodens），其后依次为上颌第四磨牙、上颌侧生磨牙（paramolar）、下颌前磨牙和上颌侧切牙，偶尔在下颌中切牙和上颌前磨牙处也能看到多生牙。有趣而又无法解释的是，约 90% 的多生牙发生在上颌。乳牙列的多生牙比较少见，其中最好发的牙位是上颌乳侧切牙，也有报告发现上下乳尖牙多生牙[1-2]。

多生牙可萌出或埋伏在骨中。由于多生牙额外增加了牙弓的牙量，所以经常引起邻牙的错位或阻萌。

多生牙要尽早拔除，必要时采用矫正器辅助矫治。CBCT 可以帮助医师进行三维的图像观察，准确确定埋伏多生牙的位置及方向，具有重要的诊断应用价值。

CBCT 能清晰显示多生牙的数目、大小、位置、与邻近组织的关系等。

结论：CBCT 能够全面地提供多生牙的影像信息，有利于治疗方案的制定与实施[3]。

第二节 含牙囊肿

对于含牙囊肿，在临床实践中需要拍摄 CBCT 以明确囊肿的位置和范围，其中含牙囊肿与周围重要组织结构之间的关系是需要临床医师关注的重中之重。

病例一

基本信息：患者男性，32 岁。

CBCT 表现：在水平位视窗中将十字标放置于左下 8 处，矢状位或冠状位视窗中的十字标平行或垂直于根长轴（图 8.2.1）。

矢状位：可见左下 8 低位埋伏阻生，牙冠周围大面积低密度影，周围骨白线包绕，压迫下颌管（图 8.2.2）。

冠状位：可见牙冠位于低密度影内，边界清晰（图 8.2.3）。

水平位：可见牙冠被低密度影包绕，牙根周围未见低密度影（图 8.2.4）。

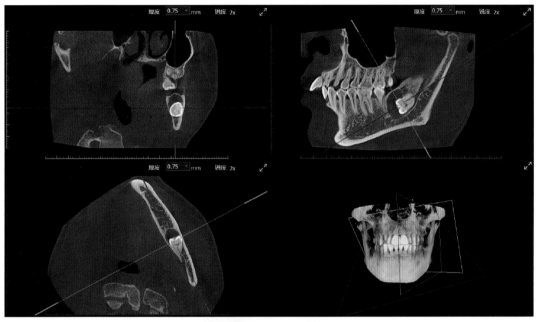

图8.2.1　左下8含牙囊肿

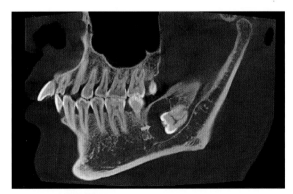

图8.2.2　左下8含牙囊肿矢状位

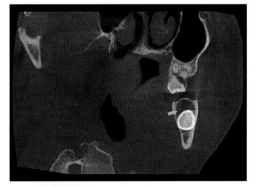

图8.2.3　左下8含牙囊肿冠状位

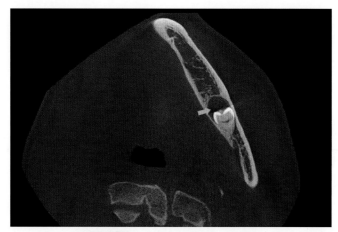

图8.2.4　左下8含牙囊肿水平位

病例二

基本信息：患者女性，51 岁。

CBCT 表现：在水平位视窗中将十字标放置于左下 8 处，矢状位或冠状位视窗中的十字标平行或垂直于根长轴（图 8.2.5）。

矢状位：可见左下 8 低位埋伏阻生，牙冠周围大面积低密度影，周围骨白线包绕，压迫下颌管（图 8.2.6）。

冠状位：可见牙冠位于低密度影内，边界清晰（图 8.2.7）。

水平位：可见牙冠被低密度影包绕，低密度影波及左下 7 远中骨质，牙根周围未见低密度影（图 8.2.8）。

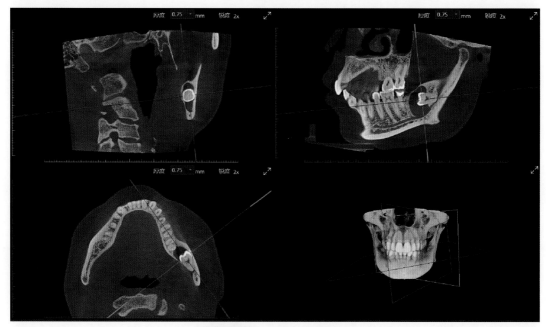

图8.2.5　左下8含牙囊肿

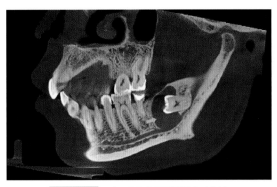

图8.2.6　左下8含牙囊肿矢状位

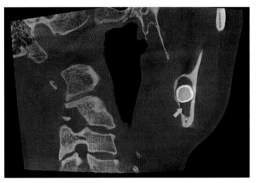

图8.2.7　左下8含牙囊肿冠状位

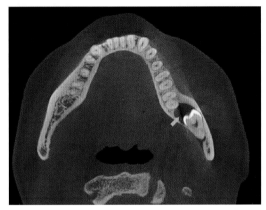

图8.2.8　左下8含牙囊肿水平位

术后对比图见图 8.2.9 至图 8.2.12。

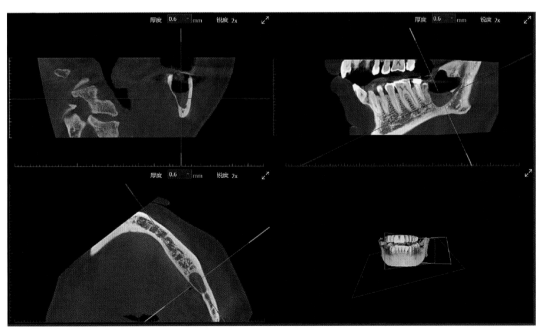

图8.2.9　左下8含牙囊肿术后

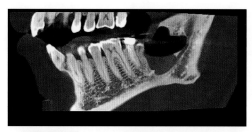

图8.2.10 左下8含牙囊肿术后矢状位

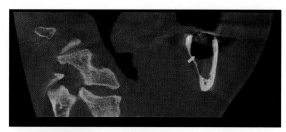

图8.2.11 左下8含牙囊肿术后冠状位

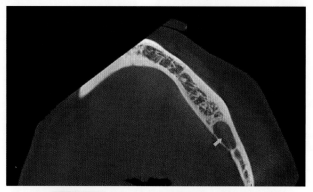

图8.2.12 左下8含牙囊肿术后水平位

病例三

基本信息：患者男性，37 岁。

CBCT 表现：在水平位视窗中将十字标放置于右下 8 处，矢状位或冠状位视窗中的十字标平行或垂直于根长轴（图 8.2.13）。左下 8 检查同上（图 8.2.14）。

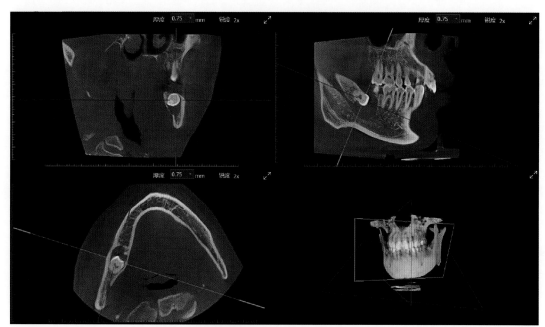

图8.2.13 右下8含牙囊肿

　　矢状位：可见双侧下 8 低位埋伏阻生，牙冠周围大面积低密度影，周围骨白线包绕（图 8.2.15 和图 8.2.16）。

　　冠状位：可见双侧牙冠位于低密度影内，边界清晰（图 8.2.17 和图 8.2.18）。

　　水平位：可见牙冠被低密度影包绕（图 8.2.19 和图 8.2.20）。

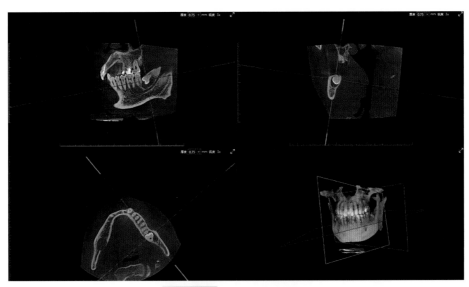

图8.2.14　左下8含牙囊肿

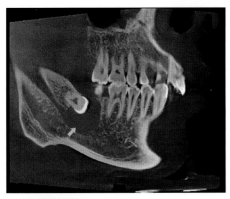

图8.2.15　右下8含牙囊肿矢状位

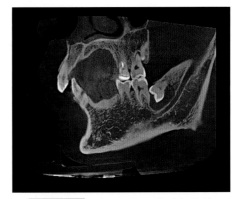

图8.2.16　左下8含牙囊肿矢状位

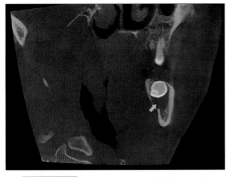

图8.2.17　右下8含牙囊肿冠状位

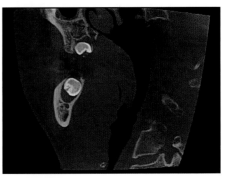

图8.2.18　左下8含牙囊肿冠状位

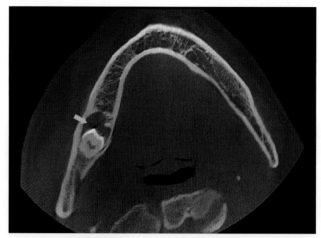

图8.2.19 右下8含牙囊肿水平位

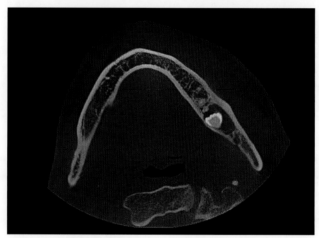

图8.2.20 左下8含牙囊肿水平位

临床诊疗思路及讨论

含牙囊肿（dentigerous cyst），又称滤泡囊肿，发生于牙冠或牙根形成之后，在缩余釉上皮与牙冠之间出现液体渗出而形成。其多来自单个牙胚，临床上可见囊肿内含一个牙；也可来自多个牙胚，临床上可见囊肿内含多个牙[4]。

早期多无临床症状，一般因缺牙或诊治其他口腔疾病时偶然发现。临床表现有囊肿区受累牙未萌出。囊肿生长缓慢，为膨胀性生长，表现和始基囊肿相似。穿刺可得草黄色囊液，在显微镜下可见到胆固醇结晶。X 线表现为圆形或椭圆形透射区，边缘清晰整齐，囊腔内含有牙冠，多为单房性，少数为多房性[5]。

治疗方法为囊肿刮治术。无论是上颌囊肿还是下颌囊肿，均可在口内进行手术。手术除去除囊壁外，还需拔除含于囊内的受累牙。但对于儿童萌出期含牙囊肿，若估计患牙可能萌出到正常位置，可打开囊腔，去除上部囊壁，保留患牙，让其自然萌出，其上的牙间隙应用保持器维持，以利其正常萌出[6-7]。

上颌窦瘘

上颌窦瘘可能是由上颌磨牙拔除术、上颌窦炎、上颌囊肿或肿瘤手术以及医师技术不精导致的。穿孔后，口腔、上颌窦和鼻腔相互交通，造成患者饮食、发音等功能障碍。上颌窦瘘的治疗大部分还是依赖手术治疗，术中要对上颌窦内的感染组织进行彻底清理，对瘘的边缘进行良好的修整。手术治疗可以是自体组织修复，如颊腭侧瓣修复等。

病例一

基本信息：患者女性，39 岁。

CBCT 表现：在水平位视窗中将十字标放置于左上 5 远中牙槽嵴，矢状位或冠状位视窗中的十字标应平行或垂直于根长轴（图 8.3.1）。

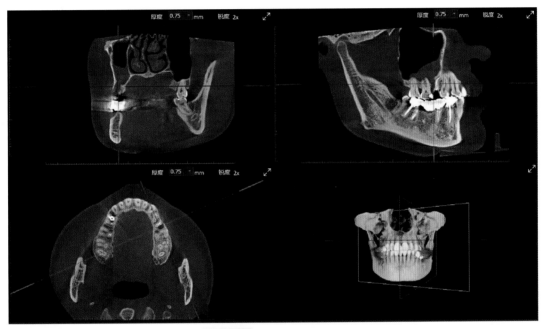

图8.3.1　左上5上颌窦瘘

矢状位：可见左上 5、6 间牙槽骨低密度透射影，与上颌窦连通，上颌窦内黏膜增厚（图 8.3.2）。

冠状位：可见上牙槽嵴顶大范围低密度透射影，与上颌窦连通（图 8.3.3）。

水平位：可见左上 5 远中大面积低密度透视影（图 8.3.4）。

病例二

基本信息：患者女性，35 岁。

CBCT 表现：在水平位视窗中将十字标放置于右上 6 根尖处，矢状位或冠状位视窗中的十字标应平行或垂直于根长轴（图 8.3.5）。

矢状位：可见右上 6 位置牙槽骨低密度透射影，与上颌窦连通（图 8.3.6）。

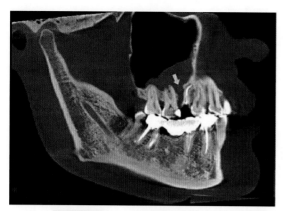

图8.3.2　左上5上颌窦瘘矢状位

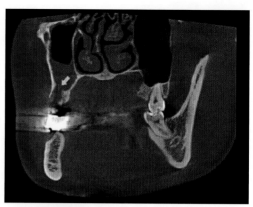

图8.3.3　左上5上颌窦瘘冠状位

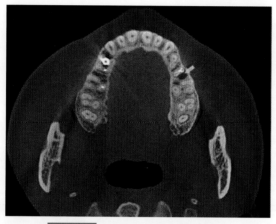

图8.3.4　左上5上颌窦瘘水平位

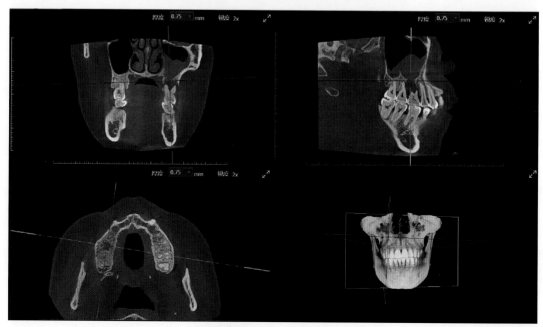

图8.3.5　右上6上颌窦瘘

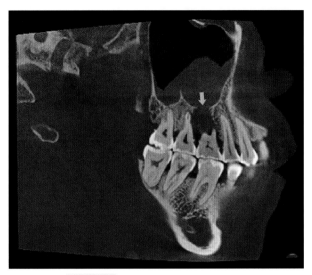

图8.3.6　右上6上颌窦瘘矢状位

冠状位：可见上牙槽嵴顶大范围低密度透射影，与上颌窦连通（图 8.3.7 ）。

水平位：可见上牙槽嵴顶处缺如，与上颌窦连通（图 8.3.8 ）。

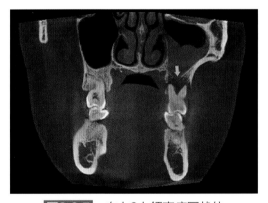

图8.3.7　右上6上颌窦瘘冠状位

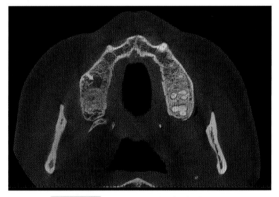

图8.3.8　右上6上颌窦瘘水平位

临床诊疗思路及讨论

上颌窦瘘发生时，可见患者磨牙区牙槽嵴或龈颊沟处有一孔道，用探针可以探入上颌窦，或令患者捏鼻鼓气时，有气体自孔道处排出。该征多见于上颌磨牙拔除术后，此外亦可见于外伤、牙源性感染以及肿瘤手术后。液体可经口进入鼻腔，口内有咸味，患侧鼻孔常有脓性分泌物；患者还可出现鼻塞、流涕、头痛等上颌窦炎症状[8]。

上颌窦穿孔是指由于软组织和骨组织损失，导致口腔与上颌窦腔之间形成交通性孔道[9-10]。如果上颌窦穿孔持续暴露在口腔中而未予以处理，会增加慢性上颌窦炎以及上颌窦瘘发生的概率[11]。资料统计发现，穿孔后 48 小时，50% 的患者会发生上颌窦炎；在穿孔后 2 周，发生上颌窦炎的患者比例会上升至 90%。必须予以强调的是，很多文献对于上颌窦穿孔和上颌窦瘘的概念含混不清。前者一般是指拔牙等牙槽外科手术后新产生的孔洞；而上颌窦瘘以穿通性孔道出现来自口腔和上颌窦的黏膜上皮为特征，如果不及时去除，会影响穿孔愈合并导致慢性上颌窦炎症发生。上颌窦穿孔和上颌窦瘘可以被认为是口腔与上颌窦腔之间形成交通性孔道这一病理现象的不同发展阶段，穿孔在前，上颌窦瘘在后。为防止上颌窦穿孔进一步继发病变，一般建议在穿孔发生后 48 小时内对穿孔进行关闭。

处理上颌窦瘘的第一步是控制上颌窦炎症。首先应根据临床检查、血常规检查、影像学检查等结果，评估和诊断上颌窦炎症状态以及穿通瘘口情况。

（1）存在急性上颌窦感染性炎症时，要给予抗生素治疗；如果有化脓性分泌物，还要进行细菌培养及药敏筛选。鼻腔可给予血管收缩剂、化痰剂等滴鼻液。同时，通过口腔瘘口进行生理盐水冲洗，至冲洗液清亮，无明显炎性渗出液，可行手术修复瘘口。

（2）对于慢性上颌窦炎，应保留拔牙窝引流口，充分引流上颌窦内分泌物，并辅以适当的抗生素治疗。必要时还可请耳鼻咽喉专科医师会诊处理，待上颌窦炎症消退后，再设计黏膜转瓣手术封闭穿通瘘口。

第四节　下牙槽神经压迫受损

下牙槽神经压迫受损是复杂阻生智齿拔除后的一种并发症，主要表现为下唇感觉减退或缺失、麻木、异常疼痛和痛觉过敏等。

病例一

基本信息：患者男性，39 岁。

CBCT 表现：在水平位视窗中将十字标放置于左下 8 拔牙窝处，矢状位或冠状位视窗中的十字标应平行或垂直于根长轴（图 8.4.1）。

矢状位：可见左下 8 拔牙窝下方，下颌管上壁塌陷，有下颌管局部缩窄影像（图 8.4.2）。

冠状位：可见拔牙窝下，下颌管上壁不完整，连通拔牙窝（图 8.4.3）。

水平位：可见左下 7 远中大面积透射影（图 8.4.4）。

病例二

基本信息：患者女性，30 岁。

CBCT 表现：在水平位视窗中将十字标放置于右下 8 拔牙窝处，矢状位或冠状位视窗中的十字标应平行或垂直于根长轴（图 8.4.5）。

矢状位：可见右下 8 拔牙窝下方下颌管上壁不连续（图 8.4.6）。

冠状位：可见拔牙窝下，下颌管上壁不完整，连通拔牙窝（图 8.4.7）。

水平位：可见右下 7 远中大面积透射影（图 8.4.8）。

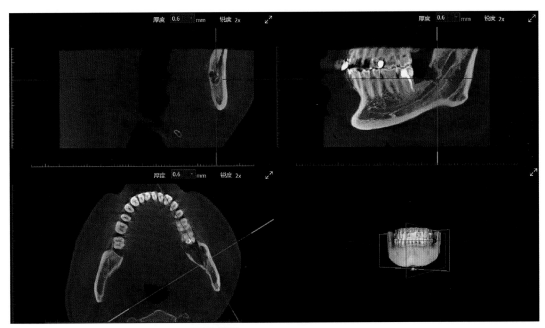

图8.4.1　下牙槽神经压迫受损

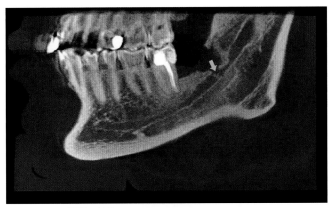

图8.4.2　下牙槽神经压迫受损矢状位

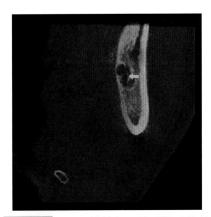

图8.4.3　下牙槽神经压迫受损冠状位

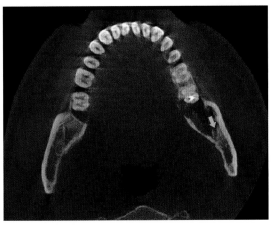

图8.4.4　下牙槽神经压迫受损水平位

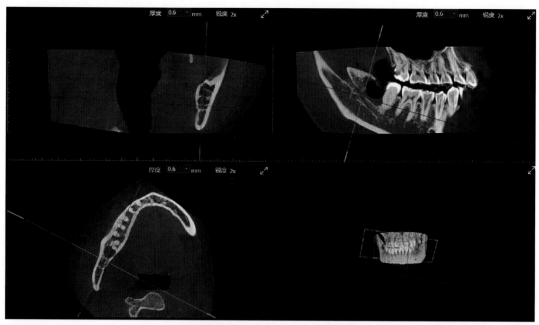

图8.4.5 下牙槽神经压迫受损

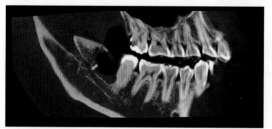

图8.4.6 下牙槽神经压迫受损矢状位

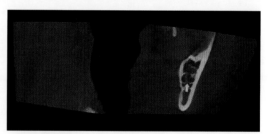

图8.4.7 下牙槽神经压迫受损冠状位

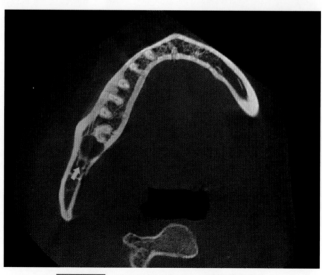

图8.4.8 下牙槽神经压迫受损水平位

临床诊疗思路及讨论

下牙槽神经损伤患者可能出现多种症状，早期主诉常为"又麻又痛"，在感觉恢复过程中可出现感觉过敏现象，多见痛觉过敏，轻触皮肤即有痛感，甚至有烧灼样异常痛觉。由于感觉缺失或减退，可导致不自觉的口角流涎、下唇咬伤等。无论哪种神经损伤症状，都会给患者带来很多痛苦，严重影响患者的生活质量[12]。

临床上应根据下牙槽神经损伤发生的原因及损伤程度，采用相应的处理方法。具体分为以下几种情况[13]。

（1）因各种原因导致神经管狭窄而压迫神经：去除狭窄的神经管壁，解除神经受压后保守治疗。

（2）因牙或牙根移位至神经管而压迫神经：手术去除移位的牙或牙根，松解神经后保守治疗。

（3）神经未受压且存在连续性：保守治疗。

（4）神经断裂：手术吻合。

在进行下颌第三磨牙拔除等可能累及下牙槽神经和下颌管结构的牙拔除术时，术前影像学检查和详细综合评估对于了解神经损伤风险非常重要。CBCT 等 X 线检查手段有助于仔细分析下颌第三磨牙和下颌管的解剖关系[14]。

参考文献

[1] 韩晓梅，许浩，牛玉明. 锥体束 CT 对上前牙区埋伏多生牙的定位价值. 海南医学，2017，28(11)：1870-1871.

[2] 张晔，蒙歌，苑绪光，等. 上颌前部多生牙锥形束 CT 定位分类及微创拔除. 中日友好医院学报，2017，31(5)：267-269，264.

[3] 韩天媛，刘志杰，邵坪. 利用锥形束 CT 研究单侧上颌尖牙埋伏阻生患者牙弓形态特点. 中华口腔正畸学杂志，2016，23(1)：29-32.

[4] 袁韵仪，段余峰，雷勇华. 含牙囊肿埋伏牙行开窗减压术后的萌出预测. 国际口腔医学杂志，2018，45(3)：362-367.

[5] 于世凤. 口腔组织病理学. 北京：人民卫生出版社，2007.

[6] Spini R G, Bordino L, Cruz D, et al. Dentigerous cyst: a case report. Arch Argent Pediatr, 2016, 114(5): e338-342.

[7] Barrett A W, Sneddon K J, Tighe J V, et al. Dentigerous Cyst and Ameloblastoma of the Jaws. Int J Surg Pathol, 2017, 25(2): 141-147.

[8] 朱家恺，黄洁夫，陈积圣. 外科学辞典. 北京：北京科学技术出版社，2003.

[9] 黄宏伟，徐金杰. 上颌窦瘘的治疗现状. 西北国防医学杂志，2017，38(5)：348-350.

[10] 何峰，胡开进，周宏志. 口腔上颌窦穿孔及上颌窦瘘的原因与防治. 中国实用口腔科杂志，2014，7(10)：588-591.

[11] 史衍康，胡立华，韩晓辉，等. 浓缩生长因子在上颌窦穿孔修补术中的应用观察. 山东医药，2017，57(7)：95-97.

[12] von Ohle C, ElAyouti A. Neurosensory impairment of the mental nerve as a sequel of periapical periodontitis: case report and review. Oral Surg Oral Med Oral Pathol Oral Radiol Endod, 2010, 110(4): e84-89.

[13] Kim J E, Shim J S, Huh J B, et al. Altered sensation caused by peri-implantitis: a case report. Oral Surg Oral Med Oral Pathol Oral Radiol, 2013, 116(1): e9-13.

[14] Manor E, Kachko L, Puterman M B, et al. Cystic lesions of the jaws: a clinicopathological study of 322 cases and review of the literature. Int J Med Sci, 2012, 9(1): 20-26.

第九章

锥形束 CT 影像在种植中的应用

CBCT 在口腔种植领域已得到广泛应用。本章通过两个种植病例,重点介绍了 CBCT 在种植导板设计和 3D 打印种植中的应用,一步一步展示了临床操作过程,旨在为大家带来一些口腔种植领域前沿的案例,提供一个有趣的视角。

第一节 CBCT 与种植导板设计

通过 CBCT 获得的三维数据可指导制作种植导板,提高种植体植入的精确度。

病例(上颌牙列缺损,下颌牙列缺失)

基本信息:患者女性,64 岁。

口内上、下颌余留牙情况:见图 9.1.1。

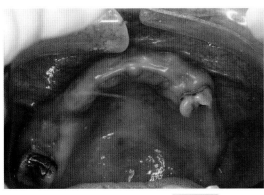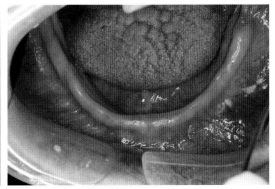

图9.1.1 口内上、下颌余留牙情况

临床诊疗思路

(1)拔除口内余留牙。

(2)上颌存在严重的软硬组织缺损,需要活动义齿基托纠正上唇部软组织塌陷。考虑

到患者身体状况较差，以及后期种植体清洁和维护的困难，故设计为植入 4 颗种植体，行套筒冠活动义齿修复。

（3）下颌长期佩戴全口义齿，牙槽骨吸收呈刃状。同样，考虑到患者身体状况较差，以及后期种植体清洁和维护的困难，故设计为植入 2 颗种植体，行 Locator 活动义齿修复（图 9.1.2）。

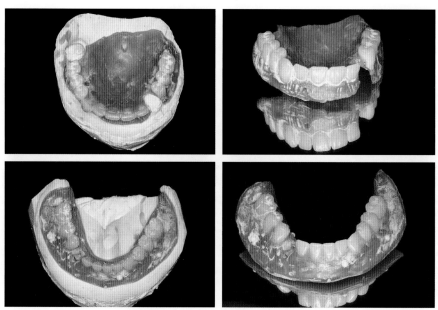

图9.1.2　含定位珠的上、下颌义齿

CBCT 在种植导板设计中的应用

（1）制作含定位珠的上、下颌义齿。

（2）佩戴含定位珠的上、下颌义齿进行 CBCT 扫描（图 9.1.3），同时对上、下颌义齿进行模型扫描（图 9.1.4）。根据定位珠的位置，将 CBCT 扫描数据和模型扫描数据整合在一起（图 9.1.5）。

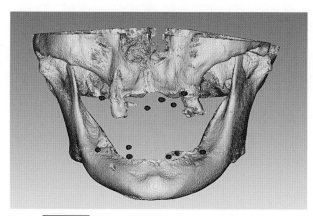

图9.1.3　上、下颌骨CBCT三维重建数据

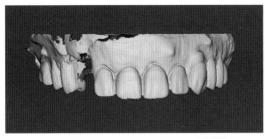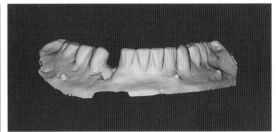

图9.1.4　上、下颌模型扫描数据

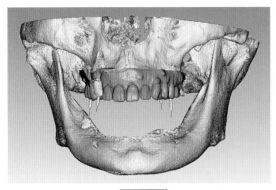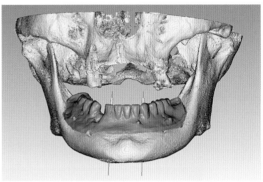

图9.1.5　上、下颌骨CBCT三维数据与模型数据整合后

（3）基于整合后数据进行种植体位置设计（图 9.1.6 和图 9.1.7）。

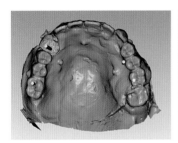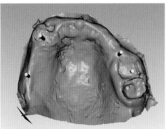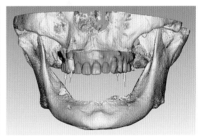

图9.1.6　模拟设计上颌种植体位置

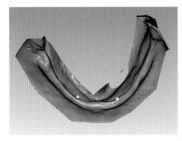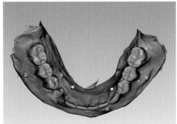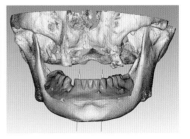

图9.1.7　模拟设计下颌种植体位置

（4）基于种植体的位置模拟生成种植导板（图 9.1.8 至图 9.1.10）。

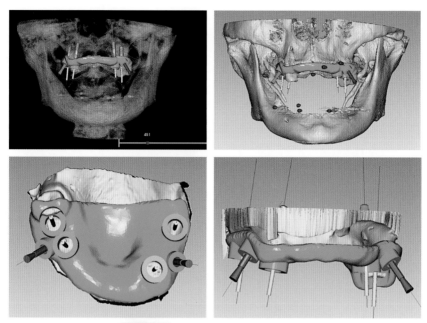

图9.1.8 模拟生成上颌种植导板

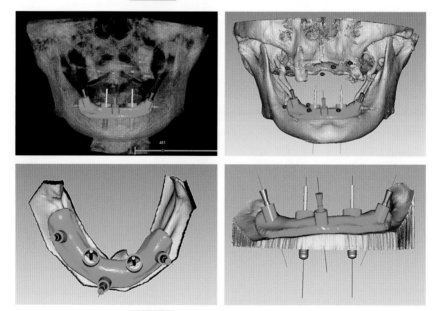

图9.1.9 模拟生成下颌种植导板

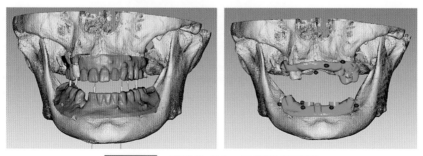

图9.1.10 模拟生成上、下颌种植导板

临床手术实现

（1）黏膜支持式种植导板口内就位（图 9.1.11）。

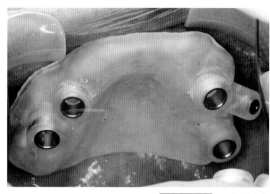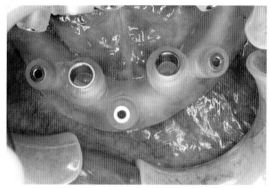

图9.1.11　黏膜支持式种植导板口内就位

（2）种植导板引导下种植体植入（图 9.1.12）。

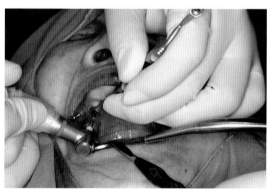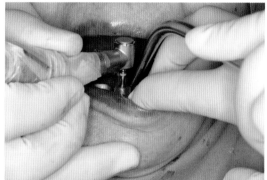

图9.1.12　种植导板引导下种植体植入

（3）种植体植入完成（图 9.1.13）。

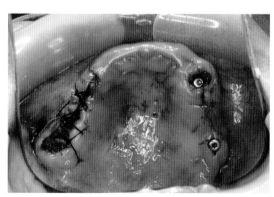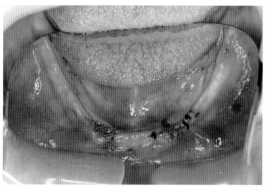

图9.1.13　上、下颌种植手术完成后

最终修复体戴入

（1）上颌采用套筒冠活动义齿（种植体支持式义齿），下颌采用Locator活动义齿（种植体固位式义齿）（图 9.1.14）。

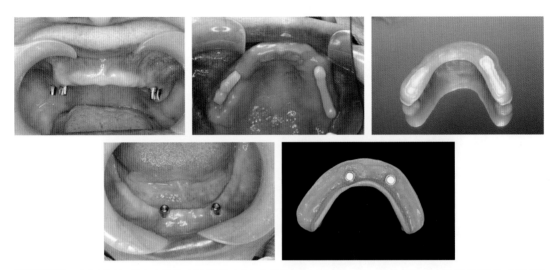

图9.1.14　上颌套筒冠活动义齿（种植体支持式义齿）和下颌Locator活动义齿（种植体固位式义齿）

（2）最终修复体戴入（图 9.1.15）。

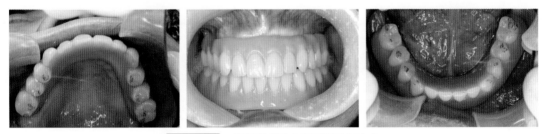

图9.1.15　修复体戴入后患者正中咬合

第二节　CBCT 与 3D 打印种植牙

通过 CBCT 三维数据，提取出将要被拔除的牙根的形态数据，结合 3D 打印设备，打印出与原始拔牙窝匹配的种植体根端形态，在微创拔除术后实现即刻种植。

病例

基本信息：患者男性，31 岁。

口内患牙情况：图 9.2.1 至图 9.2.3。

个性化根形种植体的设计和制作：根据右上 5 CBCT 影像资料，分割患牙三维模型，设计制作带根面固位结构和个性化基台的个性化根形种植体。采用选择性激光熔融技术

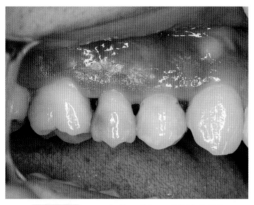

图9.2.1 口内患牙情况（颊侧观）

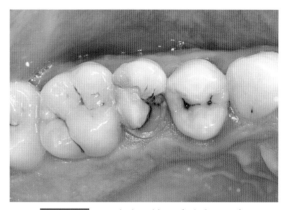

图9.2.2 口内患牙情况（咬合面观）

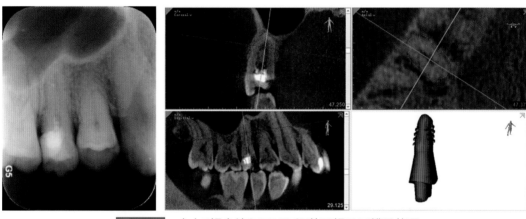

图9.2.3 右上5根尖片和CBCT评估牙根及牙槽骨状况

（3D 打印技术）制作纯钛的个性化根形种植体（图 9.2.4），并对种植体进行颈部抛光，消毒、灭菌后包装。

个性化根形种植体的即刻种植：右上 5 阿替卡因局麻下，常规碘伏消毒，铺巾；使用拉力拔牙器械微创拔除残根，根尖完整，探牙槽窝骨壁完整，植入个性化根形种植体，按

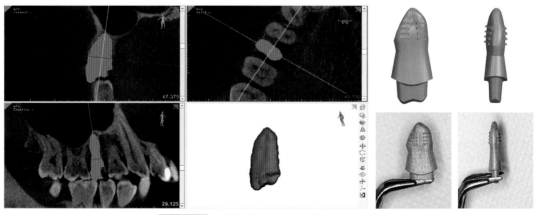

图9.2.4 个性化根形种植体设计和实物

压＋轻敲击种植体使其完全就位，种植体粗糙面完全位于骨下，在颊舌侧少许跳跃间隙内植入骨粉，种植体不松动，初期稳定性良好（图 9.2.5）。术后即刻拍 CBCT 及根尖片显示：种植体完全就位，达预定深度（图 9.2.6 和图 9.2.7）。

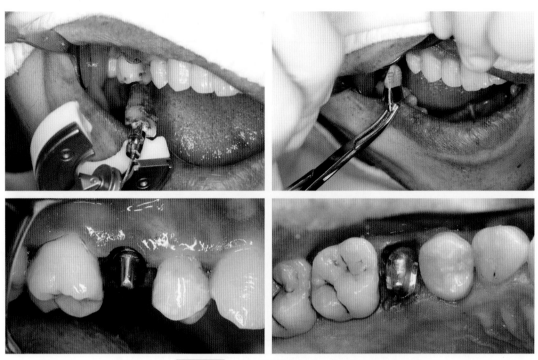

图9.2.5　拔牙后即刻植入种植体

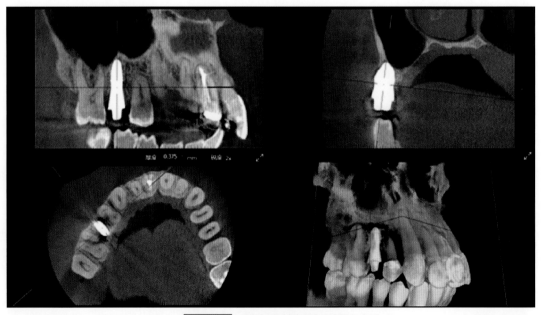

图9.2.6　植入种植体后CBCT

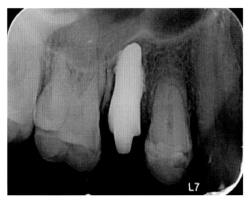

图9.2.7 植入种植体后根尖片

个性化根形种植体植入术后：术后 3 个月、6 个月和 12 个月临床复查情况见图 9.2.8 至图 9.2.10。

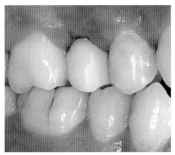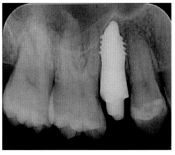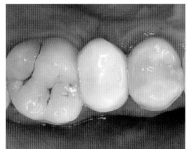

图9.2.8 植入种植体后3个月（±1周）临时冠修复

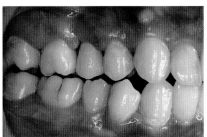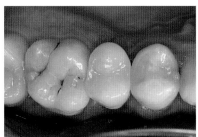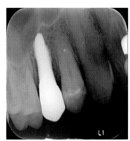

图9.2.9 植入种植体后6个月（±1周）全瓷冠修复

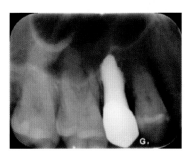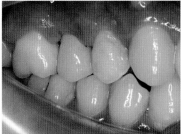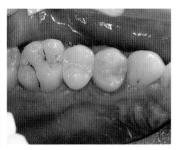

图9.2.10 植入种植体后12个月（±1周）复查

临床诊疗思路及讨论

临床上，患者口腔情况千差万别，种植体植入的高度准确性对最终修复成功至关重要。以修复为导向设计种植导板应用于临床，可相对降低并发症发生的风险。数字化种植导板是基于 CBCT 数据进行三维重建，结合数字化 3D 打印技术制作的种植导板 [1-2]。计算机辅助设计 / 计算机辅助制造（CAD/CAM）种植导板可通过 CBCT 影像，结合患者口腔内部情况、软组织形态、牙槽骨形态及骨量的信息，制定以修复为导向的最佳种植设计方案，并且通过三维重建使种植设计方案快速输出、成型 [3]。数字化 3D 打印种植导板采用 CAD/CAM 立体光刻、快速成型技术，使软件中模拟设计的最佳种植设计方案准确地切削成型 [4]，实现为每位患者个性化量身定制种植导板 [5]。数字化 3D 打印种植导板的制造过程主要可以分为以下步骤 [6]：①制作放射导板，CBCT 成像；②电脑断层扫描，三维重建；③使用种植手术计划设计软件进行种植体植入设计；④ 3D 打印制作种植导板。在临床应用中，以修复为导向、采用 CAD/CAM 技术的数字化 3D 打印种植导板设计兼顾美学与功能修复，值得推广应用 [7]。

CBCT 在种植修复中的应用潜力是巨大的。首先，便于医患沟通，利用 CBCT 显示出颌骨的三维形态，使患者更加真切地了解自身牙槽骨条件及相关种植风险，从而减少医患纠纷。其次，通过 CBCT 能较准确地评估剩余牙槽骨质量，为种植方案的选择提供更有效的参考。再次，通过 CBCT 能更加详实地了解种植部位的局部解剖形态及邻近的重要解剖结构，有助于避免术中出血、重要结构损伤等并发症的发生，CBCT 联合种植导航系统的应用也日益增多 [8]。最后，种植完成后 CBCT 对种植体颊舌向、近远中向及垂直向的位置评价，以及对患者种植修复效果的长期随访都有重要意义 [9]。Golubovic 等 [10] 研究表明，CBCT 可作为一种精确的诊断工具来评估种植术后随访中种植体周围骨缺损的变化。Slagter 等 [11] 研究发现，CBCT 还可用于评价上颌前牙美学区种植术后唇侧骨厚度的变化。此外，对于需行上颌窦底提升术的患者，运用 CBCT 进行临床指导已成为常规操作 [12]。

参考文献

[1] 蒋晔，张志宏，刘红红，等. 3D 打印种植导板在前牙区不同术式的精度比较. 华西口腔医学杂志，2019，37(4): 403-407. DOI:10.7518/hxkq.2019.04.012.

[2] 赵晓军. 口腔种植中 3D 打印种植导板的应用. 河北医科大学学报，2018，39(8): 986-989. DOI:10.3969/j.issn.1007-3205.2018.08.030.

[3] Yi C R, Choi J W. Three-dimension-printed surgical guide for accurate and safe mandibuloplasty in patients with prominent mandibular angles. J Craniofac Surg, 2019, 30(7): 1979-1981. DOI:10.1097/SCS.0000000000005626.

[4] BO Y, Zhou S Y, Chen X S. Rapid prototyping technology and its application in bone tissue engineering. J Zhejiang Univ Sci B, 2017,18(4):303-315. DOI:10.1631/jzus.B1600118.

[5] 汪烈，陈智渊，刘融，等. 个体化 3D 打印种植导板在多牙种植中的临床应用. 上海口腔医学，2017，26(4)：453-457. DOI:10.19439/j.sjos.2017.04.021.

[6] 潘小波. 传统及数字化口腔种植导板的制作及临床应用研究进展. 中国临床新医学，2020，13(4)：337-340. DOI:10.3969/j.issn.1674-3806.2020.04.04.

[7] 王金生，徐良伟，蒋晨波，等. CAD/CAM 导板在牙种植备孔中的精度分析. 口腔医学研究，2016，32(11)：1196-1199. DOI:10.13701/j.cnki.kqyxyj.2016.11.021.

[8] 李初形. CBCT 种植术前评估颌骨解剖结构的研究进展. 临床口腔医学杂志，2017，33(11)：694-696. DOI:10.3969/j.issn.1003-1634.2017.11.018.

[9] 郑志平. 锥形束 CT 在口腔种植修复中的应用. 实用放射学杂志，2017，33(8)：1300-1303. DOI:10.3969/j.issn.1002-1671.2017.08.036.

[10] Golubovic V, Mihatovic I, Becker J, et al. Accuracy of cone-beam computed tomography to assess the configuration and extent of ligature-induced peri-implantitis defects: a pilot study[J]. Oral Maxillofac Surg, 2012,16(4):349-354. DOI:10.1007/s10006-012-0320-2.

[11] Slagter K W, Raghoebar G M, Bakker N A, et al. Buccal bone thickness at dental implants in the aesthetic zone: a 1-year follow-up cone beam computed tomography study. J Cranio-Maxillofac Surg, 2017, 45(1): 13-19. DOI:10.1016/j.jcms.2016.11.004.

[12] Matern J F, Keller P, Carvalho J, et al. Radiological sinus lift: a new minimally invasive CT-guided procedure for maxillary sinus floor elevation in implant dentistry. Clin Oral Implants Res, 2016, 27(3): 341-347. DOI:10.1111/clr.12549.

第十章

锥形束 CT 影像在正畸中的应用

第一节 头影测量

自 1931 年 Broadbent 首先提出 X 线头影测量以来，头影测量成为口腔正畸和正颌外科等学科诊断、设计及研究的主要工具。通过测量 X 线头颅定位片影像，对牙颌、颅面各个标志点描绘出一定的线角进行测量分析，从而了解牙颌、颅面软硬组织的结构，使对牙颌、颅面的检查和诊断由表面形态深入到内部的骨骼结构中去。1964 年，由傅民魁首先完成正常𬌗中国人 X 线头影测量的研究，得出了各牙龄期头影测量均值，并开始在口腔正畸的临床与科研中应用[1]。

20 世纪 70 年代末以来，电子计算机头影测量逐步应用于我国口腔正畸临床与科研中，在研究颅面生长发育、诊断分析牙颌颅面畸形、确定错𬌗畸形矫治设计、研究矫治过程中与治疗后的牙颌颅面形态结构变化、分析下颌功能等方面发挥了重要作用。但传统的头影测量技术主要依靠头颅侧位片等二维影像来分析三维结构，存在一定的系统性缺陷，如双侧升支与 X 线源和胶片的位置关系存在差异，左右侧颅面结构重叠且不一致，难以确定参考点和标志点的位置，容易引起测量误差。此外，由于在同一患者多次投照的过程中，正中矢状面与 X 线焦点和胶片的位置关系难以保证完全一致，头颅侧位片的重叠比较亦存在一定误差。

一、CBCT 转化头颅侧位片

CBCT 在扫描后获得容积数据。容积扫描范围内的解剖结构可被理解为由无数个大小相等的正方体体素组合而成，每个体素具有其空间坐标定位并有其特定的代表组织结构密度的 CT 值。体素在图像中表现为一个像素。各种图像处理的方法均基于容积数据得到各种清晰的重组图像。由于 CBCT 中体素具有各向同性的优点，即体素的长、宽、高均相等，因而 CBCT 各个方向重组图像中的空间分辨率相同。

将 CBCT 三维数据转化为二维头颅侧位片的方法有两种：正交投照法（orthogonal projection）和透视投照法（perspective projection）。正交投照法中平行线在变换后依然保持平行，因而物体之间的相对距离在变换后保持不变。透视投影是用中心投影法将形体投射到投影面上，从而获得的一种较为接近视觉效果的单面投影图。与正交投影不同，透视投影并不保持距离和角度的相对大小不变。临床中使用较多的是正交投照法。

最大密度投照法（maximum intensity projection，MIP）是将容积数据内密度最大的组织结构，按照一定的投影方向重叠于二维图像的技术方法，当设定投影方向垂直于正中矢状面时便得到了由 CBCT 转化的头颅侧位片。此法可视作三维测量向二维测量的过渡。平均密度投照法（RayCast technique）是通过对从视点到投影平面的所有体素值求和并将该数字除以体素数所得的平均值来可视化 3D 数据。该方法的优势是可以较精确地模拟原始数据，但计算量较大，对计算机硬件的要求较高。

CBCT 转化的头颅侧位片与传统头颅侧位片很相似，但清晰度更高。Moshiri 等对 23 个干头颅用电子卡尺、CBCT 转化的头颅侧位片和传统头颅侧位片分别进行了 3 次测量，比较了 9 个线距的数值与测量的可靠性。结果发现，干头颅上测量的组内相关系数最大，为 0.988；传统头颅侧位片的组内相关系数为 0.713，可靠性最差。正中矢状面的 5 个线距测量项目中（S-N、Ba-N、N-Me、ANS-N、ANS-PNS），CBCT 转化的头颅侧位片测量值与干头颅上的测量值间差异无统计学意义 [2]。Van-Vlijmen 等研究了干头颅 CBCT 转化的头颅侧位片与传统头颅侧位片的测量结果，测量项目包括 4 个线距、10 个角度。结果显示两种侧位片测量值的组内相关系数均在 0.91～0.99，说明两种侧位片可靠性均较高，且 CBCT 转化的头颅侧位片在 8 个项目（ANB、Ar-A、Ar-Pog、ILs/NL、IstoA-Pog、U1-L1 角、Ili/ML、IitoA-Pog）上标准差更小，作者认为其定点时更能排除软组织干扰 [3]。上述研究结果提示，CBCT 转化的头颅侧位片头影测量可靠性优于传统头颅侧位片。

除干头颅外，国内外学者对正畸患者 CBCT 转化的头颅侧位片与传统头颅侧位片间的差异也做过研究和对比。刘怡等对比了正畸患者 CBCT 转化的头颅侧位片与传统头颅侧位片的定点精确性，发现前者在大多数标志点定点上精确性更高。Kumar 等比较了 31 位患者的 CBCT 转化的头颅侧位片和传统头颅侧位片，发现在 12 个线距、5 个角度中，仅有 FMA 在传统头颅侧位片中的值较 CBCT 转化的头颅侧位片测量值大，其余测量值的差异均无统计学意义 [4]。Cattaneo 等对 34 例患者的 CBCT 和传统头颅侧位片资料进行比较，将 CBCT 数据采用最大密度投照法和平均密度投照法两种方法转换为侧位片，由 3 个观察者对 17 个角度指标进行了 3 次测量，对比了他们在 3 种侧位片中对每个项目测量的结果 [5]。研究发现在传统头颅侧位片上，仅 Ili-ML、NL-Ols、Oli-ML 在观察者之间差异有统计学意义；在平均密度投照法侧位片上，只有 N-S-Ba 在观察者之间差异有统计学意义；而在最大密度投照法侧位片上，测量的项目在观察者之间差异均无统计学意义。但三种侧位片之间并无统计学差异。以上研究结果提示，CBCT 转化的头颅侧位片可以取代传统头颅侧位片用来进行头影测量分析。

二、CBCT 三维头影测量

在二维图像中，有大量骨性结构重叠的影像，影响定点准确性。例如髁突顶点（Co），由于其影像经常与关节结节及颅底等结构重叠，定点可重复性与可靠性均较差。同时，二维图像由于信息限制，能够进行测量分析的项目也十分有限。容积再现是根据 CT 值差异选取不同密度组织的体素重组成像的图像后处理技术，通过该技术可以重建出头颅骨骼结构的三维图像。CBCT 提供的三维空间结构信息和三维定点测量功能使得颅面结构的测量分析内容极大丰富。在三维空间测量中，线距和角度的测量不再受限于某一个二维图像。CBCT 提供给临床医师的不再是某一个固定不变的二维图像，而是一个可根据临床需要灵活处理的三维立体信息。通过对轴位（水平位）、矢状位以及冠状位三维图像的观察，可精确定位并记录一个体素的空间位置。由此，任意两点之间的距离和任意三点之间的角度便可以得到准确的计算。在此基础上，测量目标区域的面积或体积也成为可能，从而提供给正畸医师更多诊断信息。Huang 等于 2005 年将 CBCT 引入口腔正畸学诊断与治疗计划的头影测量分析中，并比较了传统二维头影测量与新兴的三维头影测量分析方法，为口腔正畸医师提供了临床应用软件信息和体积成像的详尽资料[6]。

Gribel 等[7] 比较了干头颅的 CBCT 三维重建图像和传统头颅侧位片的测量结果，发现两者的组内相关系数分别为 0.99 和 0.98，说明两种方法的测量可靠性均较好。同时，他们对比了 CBCT 三维重建图像和传统头颅侧位片测量的结果，发现所有差异不仅有统计学意义，同时也有临床意义，且这些差异存在一个规律：在正中矢状面上，传统头颅侧位片的测量数据要比 CBCT 三维重建图像的测量数据大；Co-A 在传统头颅侧位片的测量数据要比在 CBCT 三维重建图像的测量数据小，Co-Gn 在两者的测量值较接近。这可能是因为 CBCT 三维重建图像能够较真实地反映颅面的真实结构形态，而传统头颅侧位片在投射中存在放大和变形，有些线距比如 Co-Gn，其变形正好抵消了放大的作用，两者之间的差异减小。该结果提示 CBCT 三维重建图像与传统头颅侧位片在进行颅面部形态结构分析时的差别较大。CBCT 让头影测量从二维时代迈向了三维时代。尽管在三维头影测量系统中还存在着标志点确定标准尚不统一、标准参考值数据库尚未完全建立等问题，但随着国内外研究的不断开展，我们有理由相信，CBCT 三维头影测量技术会逐步取代传统二维头影测量技术，帮助口腔医师更好地诊断、治疗和研究。

第二节　骨量评价

在正畸矫治力的作用下，牙槽骨发生改建从而实现牙齿移动。因此，牙槽骨的厚度、高度等因素直接影响了牙齿移动的限度、正畸治疗的效果及治疗后的稳定性。CBCT 可以高精度和高准确性地定量评估牙槽骨高度和厚度[8]（图 10.2.1 和图 10.2.2）。研究显示成

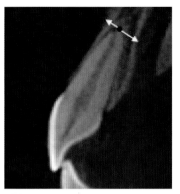
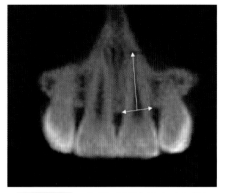

图10.2.1　上切牙区域的牙槽骨厚度观察　　图10.2.2　上前牙牙槽骨高度测量

人骨性Ⅲ类错𬌗畸形患者下切牙区的牙槽骨较薄，唇侧牙槽骨附着高度较低。对于牙槽骨情况不佳的患者，下切牙的移动会加剧牙槽骨附着高度的进一步降低[9]。在治疗过程中，临床医师应考虑患者下切牙的牙周状况，然后再制定矫正方案。此外，由于 30 岁以上的正畸患者牙槽骨高度降低且骨开裂风险增加[10]，故对其牙槽骨进行常规评估有利于正畸治疗的安全进行。所以在正畸治疗前牙齿移动设计、治疗中牙齿位置监测以及治疗前后骨量变化评价方面，CBCT 都可以起到重要作用。

　　研究显示正畸治疗中可保持牙周炎患者的骨高度，但是在相同的刺激条件下，牙周炎患者的骨丢失率明显高于有正常牙周组织支持的患者。所以对于正畸 - 牙周联合治疗的患者，更应关注骨密度的损失。而利用 CBCT 结合图像分析能对牙槽骨的相对密度进行测量，在用于评价牙周病患者正畸治疗中牙槽骨的状态时，具有无创、可重复的特点[11]。

　　正畸过程中常常需要种植支抗来辅助移动牙齿。CBCT 能从多角度观察种植钉植入点与周围骨质及牙齿的位置关系，比如测量牙根之间的距离，测量牙槽骨厚度判断骨边界[12]，观察植入点与上颌窦、下颌管的位置关系等。所以在牙列远移时，CBCT 可以帮助选择种植钉植入的区域，使其最为合理和安全。此外，CBCT 可以用于分析骨皮质的厚度。有证据表明，骨皮质厚度是影响种植钉稳定性的重要因素[13]。所以，CBCT 可以为种植钉安全和成功植入提供良好的指导。

第三节　牙齿及颌骨骨质结构观察

　　正畸治疗中牙齿移动的最重要的生物学原理是机械力学引导下的骨改建，因此对牙、颌结构及两者的相互位置关系进行细致判断至关重要。传统的二维图像虽然也可以为正畸临床医师提供牙齿及颌骨骨质结构的参考信息，但是一些牙颌影像产生的重叠和变形不利于定位和指导临床诊疗[14]。CBCT 可以较为完整地反映牙齿和颌面部骨质结构情况及三维空间位置关系，还可以对视野范围内感兴趣的区域进行平面的重组，进而获得更好的牙齿和骨质结构的三维影像。

CBCT 影像可以在轴位（水平位）、冠状位、矢状位三个方向的平面对阻生牙进行三维位置的评估，还可以通过逐层截面细致观察阻生牙的牙根发育情况、邻牙牙根是否存在根吸收的情况等（图 10.3.1），从而为阻生牙的正畸方案设计提供依据。例如常见的上尖牙埋伏阻生，根据其与邻牙和周围骨质结构的三维位置关系判断是否存在合适的牵引道，应该在颊侧开窗还是在舌侧开窗，牵引过程中已有的邻牙牙根吸收是否会加重等。而对于阻生的中切牙、前磨牙，其萌出方向异常时多见牙根弯曲的表现，临床上对牙根弯曲明显的牙齿是牵引保留还是拔除也是一个两难的抉择 [15]。

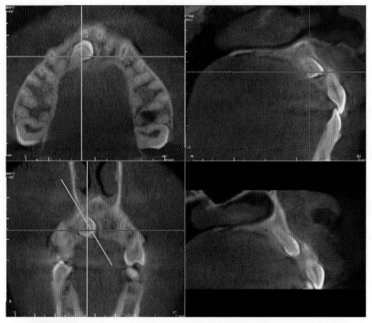

图10.3.1 CBCT对阻生牙的定位及周围骨质结构的显示

CBCT 影像可以真实地反映正畸后的牙根吸收情况。正畸后牙根吸收的影响因素众多，其中一个因素是牙根在移动过程中撞上了骨皮质，如上前牙内收过程中牙根上部与舌侧骨皮质碰撞，这种牙根吸收往往表现为牙根舌侧朝向唇侧的斜形吸收。由于唇侧牙根长度基本完整，这种斜形吸收在传统的曲面体层片或根尖片中往往不能检查出来或仅表现为轻度牙根长度缩短。此时，CBCT 的三维观察便体现出绝对优势，它可以真实地反映出牙根斜形吸收情况 [16]。

上颌窦是正畸方案设计中需重点关注的解剖结构，许多情况下牙齿移动设计均与上颌窦密切相关，而 CBCT 影像是分析牙根与上颌窦三维位置关系的非常好的工具。有学者根据上第一磨牙近中颊根、远中颊根和腭根与上颌窦的关系进行分型，可为磨牙支抗的评估提供参考。另外，磨牙的近移或前磨牙的远移、修复前上磨牙的正畸压低等都需要考虑上颌窦的骨皮质支抗因素，即检查牙根与上颌窦壁的距离 [17]。

　　另外，通过 CBCT 影像，还可以观察腭中缝和鼻腭管的情况。有学者通过 CBCT 检查对腭中缝结构的发育程度进行分型，从而为正畸扩弓治疗打开腭中缝的可能性提供参考依据。也有学者观察了牙根与鼻腭管的位置关系，当鼻腭管粗大或牙根内收量过大时，牙根在内收过程中将撞上腭侧的鼻腭管而导致牙根吸收[18]（图 10.3.2）。

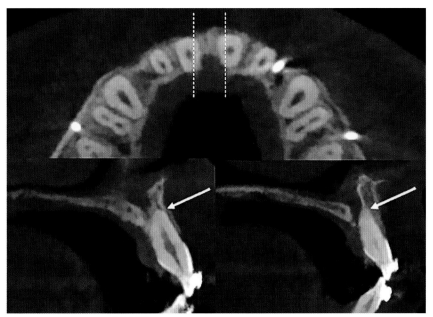

图10.3.2　牙根内收至鼻腭管导致牙根吸收

　　CBCT 的三维影像在观察骨小梁结构变化上也更为细微，对正畸牙齿移动过程中可能产生影响的情况，比如特发性骨硬化（骨疣）、阻生牙牵引中周围骨质结构等，可以提供更多的参考信息[19]。骨疣常见于牙齿根尖周围，表现为高密度团块状影像。CBCT可检查牙根周围是否存在清晰完整的低密度牙周膜影像，以及牙根与骨疣的三维位置关系，从而判断骨疣是否与牙根粘连或对牙齿的移动产生阻挡。对于阻生牙，也需要在CBCT 影像中检查牙周膜是否完整，局部牙周膜的缺失都可能提示有粘连的可能性，即存在阻生牙牵引失败的风险[20]。

第四节　气道的观察

　　CBCT 可以对患者上呼吸道进行三维方向的测量。尤其是对于日渐受到重视的疾病——夜间睡眠呼吸暂停综合征（OSAS），CBCT 为其诊断提供了更丰富的信息，比如显示患者上呼吸道的形态、判断狭窄部位（图 10.4.1），这些信息对制定治疗计划具有一定的参考价值。

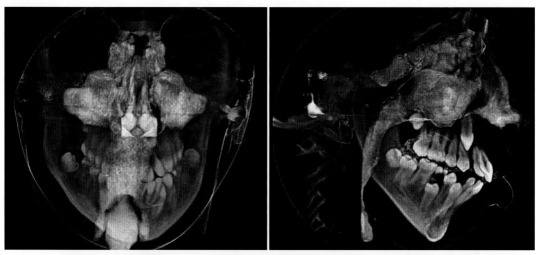

图10.4.1 CBCT在患者上呼吸道狭窄位置进行三维重建

获取患者的 CBCT 三维影像后，通过相应软件的加工，可以反映上呼吸道前后、左右的情况，而且可以进行更为精确的数据测量。通过测量上呼吸道的横截面积，可以更准确地反映上呼吸道哪些位置存在狭窄。同时，在正中矢状位的图像上还可以观察上颌骨、下颌骨、软腭、舌根、舌骨等结构，以及颅底的位置关系。CBCT 在临床诊断、治疗方案的确定以及未来科学研究中都可以有非常大的发展空间。

参考文献

[1] 马绪臣. 口腔颌面锥形束 CT 的临床应用. 北京：人民卫生出版社，2011：94-100.

[2] Moshiri M, Scarfe W C, Hilgers M L, et al. Accuracy of linear measurements from imaging plate and lateral cephalometric images derived from cone-beam computed tomography. Am J Orthod Dentofacial Orthop, 2007, 132(4): 550-560.

[3] Van Vlijmen O J, Bergé S J, Swennen G R, et al. Comparison of cephalometric radiographs obtained from cone-beam computed tomography scans and conventional radiographs. J Oral Maxillofac Surg, 2009, 67(1): 92-97.

[4] Kumar V, Ludlow J, Soares Cevidanes L H, et al. In vivo comparison of conventional and cone beam CT synthesized cephalograms. Angle Orthod, 2008, 78(5): 873-879.

[5] Cattaneo P M, Bloch C B, Calmar D, et al. Comparison between conventional and cone-beam computed tomography-generated cephalograms. Am J Orthod Dentofacial Orthop, 2008, 134(6): 798-802.

[6] Huang J, Bumann A, Mah J. Three-dimensional radiographic analysis in orthodontics. J Clin Orthod, 2005, 39(7): 421-428.

[7] Gribel B F，Gribel M N, Frazao D C, et al. Accuracy and reliability of craniometrics measurements on lateral cephalometry and 3D measurements on CBCT scans. Angle Orthod, 2011, 81(1): 26-35.

[8] Timock A M, Cook V, McDonald T, et al. Accuracy and reliability of buccal bone height and thickness measurements from cone-beam computed tomography imaging. Am J Orthod Dentofacial Orthop, 2011,

140(5): 734-744.

[9] Sun B, Tang J, Xiao P, et al. Presurgical orthodontic decompensation alters alveolar bone condition around mandibular incisors in adults with skeletal Class III malocclusion. Int J Clin Exp Med, 2015, 8(8): 12866-12873.

[10] Jäger F, Mah J K, Bumann A. Peridental bone changes after orthodontic tooth movement with fixed appliances: a cone-beam computed tomographic study. Angle Orthod, 2017, 87(5): 672-680.

[11] Ma Z G, Yang C, Fang B, et al. Three-D imaging of dental alveolar bone change after fixed orthodontic treatment in patients with periodontitis. Int J Clin Exp Med, 2015, 8(2): 2385-2391.

[12] Liu H, Wu X, Tan J, et al. Safe regions of miniscrew implantation for distalization of mandibular dentition with CBCT. Prog Orthod, 2019, 20(1): 45.

[13] Dharmadeep G, Naik M K, Reddy Y M, et al. Three-dimensional evaluation of interradicular areas and cortical bone thickness for orthodontic miniscrew implant placement using cone-beam computed tomography. J Pharm Bioallied Sci, 2020, 12(Suppl 1): S99-S104.

[14] Alqerban A, Jacobs R, Fieuws S, et al. Comparison of two cone beam computed tomographic systems versus panoramic imaging for localization of impacted maxillary canines and detection of root resorption. Eur J Orthod, 2011, 33(1): 93-102.

[15] Kalavritinos M, Benetou V, Bitsanis E, et al. Incidence of incisor root resorption associated with the position of the impacted maxillary canines: a cone-beam computed tomographic study. Am J Orthod Dentofacial Orthop, 2020, 157(1): 73-79.

[16] Pan Y, Chen S. Contact of the incisive canal and upper central incisors causing root resorption after retraction with orthodontic mini-implants: a CBCT study. Angle Orthod, 2019, 89(2): 200-205.

[17] Jung Y H, Cho B H. Assessment of the relationship between the maxillary molars and adjacent structures using cone beam computed tomography. Imaging Sci Dent, 2012, 42(4): 219-224.

[18] Fernanda A, Lorenzo F, Cevidanes L H S, et al. Prediction of rapid maxillary expansion by assessing the maturation of the midpalatal suture on cone beam CT. Dental Press J Orthod, 2016, 21(6): 115-125.

[19] Arvind T R P, Jain R K, Nagi R, et al. Evaluation of alveolar bone microstructure around impacted maxillary canines using fractal analysis in dravidian population: a retrospective CBCT study. J Contemp Dent Pract, 2022, 23(6): 593-600.

[20] MacDonald D, Alebrahim S, Yen E, et al. Cone-beam computed tomographic reconstructions in the evaluation of maxillary impacted canines. Imaging Sci Dent, 2023, 53(2): 145-151.